Rehana Zia
Madeeha Riaz
Nida ul Naser

Avaliação in vitro de biocerâmicas de tântalo

Rehana Zia
Madeeha Riaz
Nida ul Naser

Avaliação in vitro de biocerâmicas de tântalo

ScienciaScripts

Imprint
Any brand names and product names mentioned in this book are subject to trademark, brand or patent protection and are trademarks or registered trademarks of their respective holders. The use of brand names, product names, common names, trade names, product descriptions etc. even without a particular marking in this work is in no way to be construed to mean that such names may be regarded as unrestricted in respect of trademark and brand protection legislation and could thus be used by anyone.

Cover image: www.ingimage.com

This book is a translation from the original published under ISBN 978-3-659-82779-2.

Publisher:
Sciencia Scripts
is a trademark of
Dodo Books Indian Ocean Ltd. and OmniScriptum S.R.L publishing group

120 High Road, East Finchley, London, N2 9ED, United Kingdom
Str. Armeneasca 28/1, office 1, Chisinau MD-2012, Republic of Moldova, Europe
Printed at: see last page
ISBN: 978-620-3-49698-7

AVALIAÇÃO *IN VITRO* DO TÂNTALO BIOCERÂMICA

Rehana Zia, Madeeha Riaz e Nida ul Naser

ÍNDICE DE CONTEÚDOS

RESUMO

Nesta tese, foram sintetizadas amostras de cerâmica com diferentes composições, tomando a proporção apropriada (mol%) de cada óxido constituinte, sendo o Ta2O5 um constituinte promissor e inovador. As amostras foram sinterizadas e caracterizadas por difração de raios X, espetroscopia de infravermelhos com transformada de Fourier, microscopia eletrónica de varrimento, medição do peso em solução SBF, medição da densidade e medição do pH. Todas as amostras foram embebidas em solução de fluido corporal simulado (SBF) e as suas alterações de peso e pH da solução foram também examinadas. A formação da camada de hidroxiapatite (HAP) na superfície das amostras cerâmicas é também analisada por difração de raios X, espetroscopia de infravermelhos com transformada de Fourier, microscopia eletrónica de varrimento, perda de peso das amostras e alteração do pH da solução antes e depois da imersão. Os resultados mostram que a bioatividade permanece praticamente a mesma com a adição de uma pequena quantidade de Ta2O5, mas quando a sua quantidade aumenta, a bioatividade diminui. A densidade e a resistência das amostras cerâmicas aumentam com o aumento do teor de Ta2O5.

INTRODUÇÃO
Referências

1.1 História dos biomateriais

Os materiais que realizam o seu trabalho no corpo de um organismo, sem qualquer resultado prejudicial para o corpo, são definidos como biomateriais [1].

Desde há muitos anos que os órgãos dos seres humanos são substituídos. Na Era Comum, os metais e o cobre eram utilizados no corpo, mas surgiram resultados tóxicos. Em 1860, foi efectuado o estudo sobre biomateriais utilizados no tratamento cirúrgico. Em 1880, para a criação de biomateriais, foi utilizada a presa e, em 1902, o ouro foi utilizado para criar a parte mais alta do osso da coxa. Posteriormente, os cientistas começaram a utilizar metais que eram estáveis e que também são utilizados atualmente.

Depois, em 1930, os investigadores descobriram um tipo de materiais que sobrevivem com os tecidos vizinhos quando se implantam num organismo, que eram os polímeros [2].

Depois, em 1971, foram descobertos os materiais que formam ligações diretas com os tecidos de um organismo através da formação de uma camada de hidroxiapatite (HAP) por Hench, que foi o investigador mais famoso dos biomateriais conhecidos como vidro biológico. A composição do vidro biológico foi testada pela primeira vez em ratos pelo Dr. Greenlee [3,17].

Posteriormente, a cerâmica foi utilizada no tratamento do corpo, o que revelou uma força positiva. No entanto, ocorreu um problema no corpo devido à diminuição da resistência após um período específico de utilização da cerâmica [4]. Devido ao crescimento da população, hoje em dia existe uma grande necessidade de materiais que sobrevivam num organismo durante um longo período de tempo. Os investigadores estão a fazer desenvolvimentos progressivos neste domínio. A Figura 1.1 mostra diferentes biomateriais e as suas aplicações.

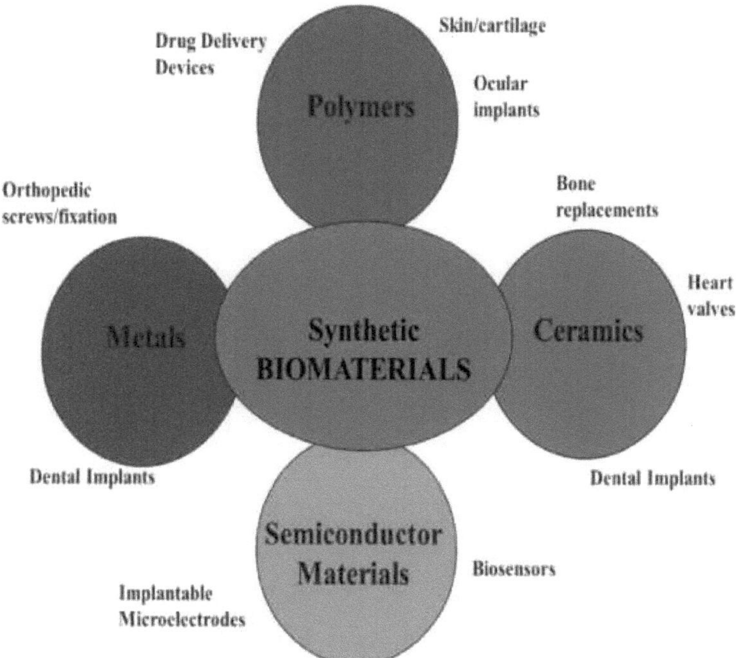

Figura 1.1: Biomateriais e suas aplicações

Para selecionar o material do implante, o princípio fundamental é que este deve ser compatível com o meio onde é implantado e as suas caraterísticas devem ser semelhantes às dos órgãos que estão a ser substituídos. A importância deste facto deve-se ao facto de

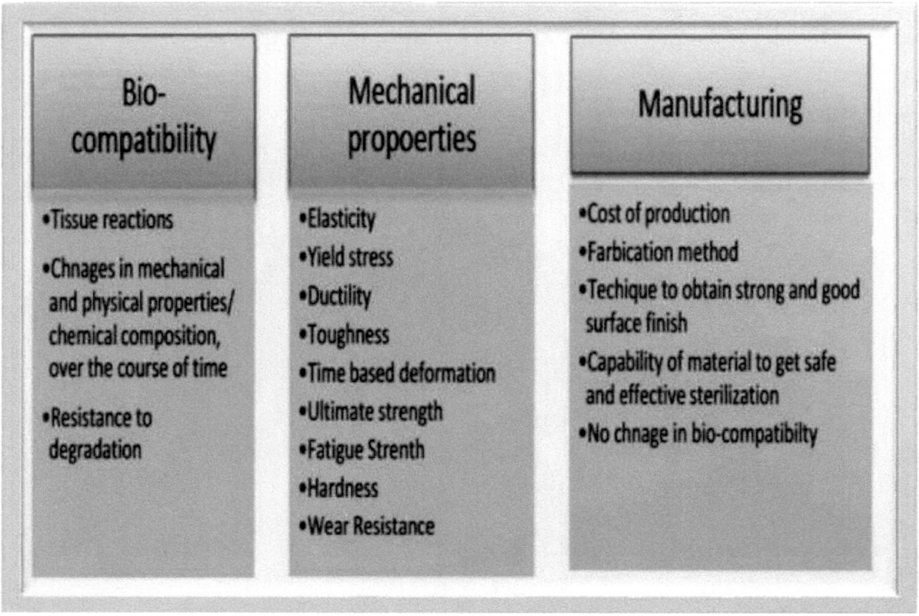

Figura 1.2. Requisitos para o material implantado

biocompatibilidade, oposição à erosão e, geralmente, porque a maior parte dos ossos é inorgânica. Assim, estes são utilizados como substitutos ósseos [5]. Os requisitos para os materiais que são implantados são apresentados na figura 1.2 apresentada por Davis em 2003.

1.2   Tópico mais significativo para os biomateriais
1.2.1 Biocompatibilidade:

Numa determinada condição, a capacidade do material para funcionar com uma resposta adequada do hospedeiro é designada por biocompatibilidade. Geralmente, isto significa a forma como o material reage com o ambiente do corpo. As reacções incluem a coagulação do sangue, a oposição ao aquecimento comum e a oposição ao estabelecimento de colónias de bactérias. Por exemplo, pode dizer-se que um material é biocompatível se o doente viver a sua vida de forma correta. Ser inofensivo é a principal condição para a utilização dos materiais no corpo.

A biocompatibilidade de um material pode ser testada de duas formas, in vitro e in vivo [6].

1.2.1.1 In vivo

Significa "com num corpo". Neste método, no corpo do animal vivo, o material é implantado e a sua resposta é examinada com os tecidos para aprovar a bio-compatibilidade e também a bio-atividade do material. A camada de hidroxiapatite (HAP) é formada posteriormente à formação da camada de SiO_2 no material, mostrando a bioatividade do material. Este é um teste importante antes de inserir o material num organismo.

1.2.1.2 In vitro

Significa "com num instrumento de laboratório". Neste método, o material é mergulhado numa solução que tem uma concentração de iões semelhante à de um corpo vivo. Para ter a certeza de que um material pode ser inserido num organismo, é criada esta experiência. Na verdade, isto é feito para conhecer as reacções entre o material e os tecidos depois de o material ser implantado [6].

1.3 Biomateriais cerâmicos (bio-cerâmica)

Os tipos de biomateriais são descritos acima; o nosso interesse é nas cerâmicas porque apresentam uma grande biocompatibilidade quando o material é implantado no corpo.

A cerâmica é um material não metálico e não orgânico. Trata-se de materiais muito importantes para o ser humano. Esta palavra significa "material queimado", o que indica que, ao aquecê-los a alta temperatura, os atributos necessários destes materiais são alcançados.

Estes podem ser cristalinos ou semelhantes a vidro. Podem ser não ligados ou combinações de mais do que um constituinte distinto. As caraterísticas mais significativas destes materiais são a oposição à formação após a cozedura. As cerâmicas já eram muito utilizadas em aplicações médicas, mas a sua utilização para implantação no corpo vivo é um conceito novo [7]. As principais caraterísticas das cerâmicas são descritas na figura 1.3.

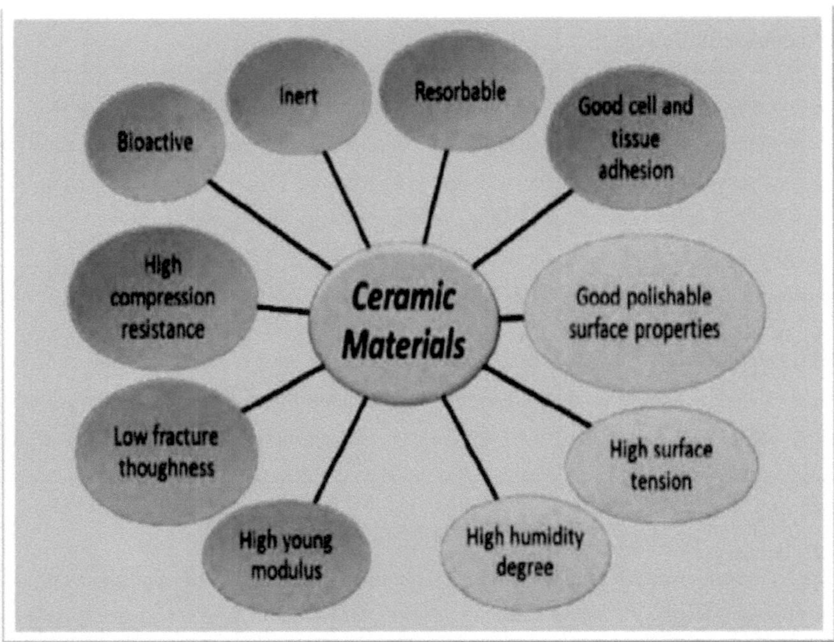

Figura 1.3 Principais caraterísticas da cerâmica

1.3.1 Tipos de cerâmica

> Óculos

> Cimentos

> Artigos brancos

> Abrasivos

> Refractários

Em 1960, foram efectuados muitos desenvolvimentos no fabrico de cerâmica, o que levou a uma maior sensibilização para o domínio da cerâmica na medicina e este domínio específico foi designado por **bio-cerâmica**. Os materiais cerâmicos utilizados em aplicações médicas são 1) vidros (vidro biológico 45s5) 2) vitrocerâmicas policristalinas (Ceravital) 3) vitrocerâmicas (Cerabone) 4) compósitos 5) cerâmicas sinterizadas (alumina, zircónia). Foram feitas mais melhorias no início dos anos 60, quando o esforço de Hulbert e dos investigadores foi demonstrado, e a importância aumentou nos anos 80 devido aos esquemas organizacionais que requerem competências médicas adicionais [8].

1.3.2 Bio cerâmica

A classe de cerâmica utilizada para a restauração e substituição de partes contaminadas e lesionadas de um organismo é designada por bio cerâmica.

1.3.3 Propriedades do material bio-cerâmico

As propriedades das bio-cerâmicas são as descritas na tabela 1.1.

Tabela 1.1 Propriedades do material bio-cerâmico [9].

1	Não tóxico.
2	Não alérgico.
3	Não inflamatório.
4	Biocompatível.
5	Biofuncional

O tecido reage ao material em muitos comportamentos, dependendo do tipo de material quando este é implantado num organismo. O comportamento do tecido é determinado pela sua reação ao material.

A bio cerâmica tem diferentes tipos, definidos de acordo com as suas funções.

1.3.4 Categorias de bio-cerâmica:

> Biocerâmica bio-inerte
> Biocerâmicas bioactivas
> Biocerâmica biodegradável
> Biocerâmicas porosas

1.3.4.1 Materiais bio-inertes

Trata-se de materiais que têm um contacto negligenciável com os tecidos próximos quando são colocados no corpo vivo. Quando não é necessária qualquer ligação no corpo, estes materiais são utilizados; por exemplo, no tratamento de dentes e joelhos, etc. Estes materiais são o tântalo, o titânio, a alumina, a zircónia e o aço inoxidável. Perto do material bio-inerte, geralmente pode ser produzida uma cápsula contendo fibras. Por conseguinte, a sua função depende da incorporação do tecido no material. (Figura 1.4a) [8,9]

1.3.4.2 Materiais bioactivos

Trata-se de materiais que actuam em conjunto e se ligam ao osso próximo, quando são colocados no corpo vivo e, por vezes, ligam-se ao tecido. Através do crescimento da camada sobre o material, a bioatividade do implante é reconhecida e é muito benéfica para os tratamentos ósseos.

A camada de hidroxiapatite (HAP) forma-se no material quando ocorre a interação entre o material e os fluidos próximos do corpo. Os principais exemplos destes materiais são a hidroxiapatite, o vidro biológico e o vidro cerâmico. (Figura 1.4b e 1.4c) [9].

Os materiais bioactivos são de vários tipos. A classe A consiste em materiais osteoprodutores. Tanto os tecidos moles como os duros estão ligados a estes materiais. Formam uma camada de sílica e, simultaneamente, forma-se uma camada de hidroxiapatite, através da cristalização da camada de CaP (fosfato de cálcio). Podem formar a camada de HAP mais frequentemente do que quaisquer outros materiais.

A classe B é constituída pelos materiais osteocondutores. Estes materiais podem ligar-se a tecidos duros e não formam uma camada de sílica. Estes materiais formam uma camada de HAP em mais de um dia [11].

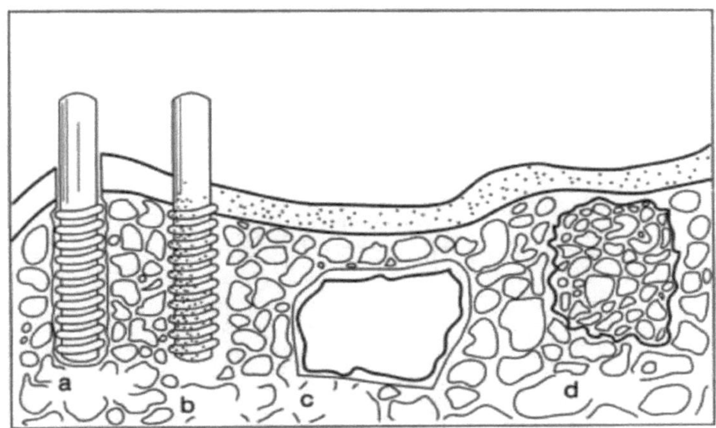

Figura 1.4. Agrupamento de biomateriais; (a) bio inerte (b) bioativo (c) bio vidro (d) bioreabsorvível.

1.3.4.3 Materiais bioreabsorvíveis

Trata-se de materiais que são reabsorvidos quando são colocados no corpo vivo e, gradualmente, o osso cresce com a ajuda do material e, por fim, substitui-o devido à sua decomposição no corpo. Os principais exemplos destes materiais são o fosfato tricálcico, o carbonato de cálcio e o óxido de cálcio, que estão a ser utilizados há muitos anos. (Figura 1.4d) [8].

1.3.4.4 Materiais porosos de bio-cerâmica

Trata-se de bio-cerâmicas em que há fixação de uma interface devido ao crescimento de tecidos em aberturas em todo o material ou na superfície. Estes materiais são óxidos metálicos, polímeros e cerâmicas. São largamente utilizados no domínio da medicina [12].

Como estamos interessados em bio cerâmicas bioactivas que formam ligações diretas com os ossos. O fenómeno de ligação foi ilustrado inicialmente por Hench em 1972 para vidros com composição CaO, Na_2O, SiO_2 em grande quantidade e P_2O_5 em quantidade precisa [13].

1.3.5 Dependência da composição do osso e do tecido na composição do material

Quando o material é implantado no corpo vivo, a ligação do osso ocorre como consequência das reacções do material implantado.

Esta dependência do osso e do tecido é ilustrada na figura 1.5. Todas as composições na figura consistem numa percentagem fixa de P_2O_5 de 6 ppm. A composição no meio da figura forma uma ligação na área A. Posteriormente, esta área é designada como linha de ligação. A composição de silicato de um material na área B actua como um material quase inerte e isto produz uma cápsula contendo fibras entre o material e o tecido. A composição de um material na área C actua como um material que reabsorve e se dissolve pouco tempo depois de o material ser implantado. A composição de um material na área D não é útil, pelo que este não foi utilizado no corpo para implantes [13,15].

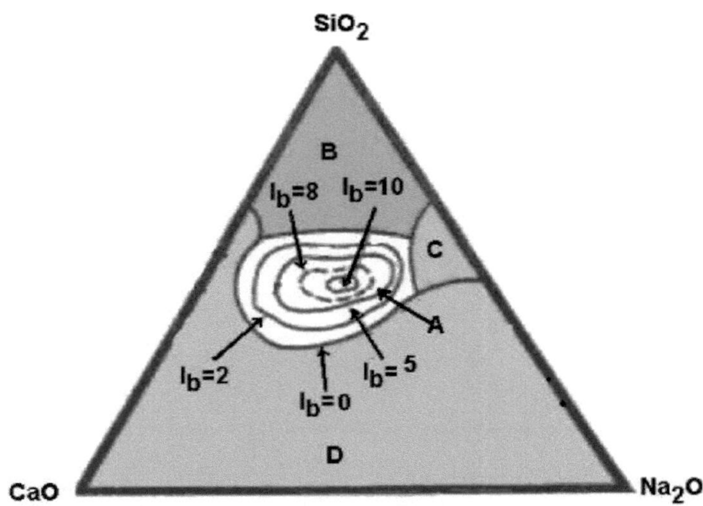

Figura 1.5. Regiões bioactivas no sistema CaO-SiO2-Na2O.
Na figura acima, Ib indica a iso bioatividade (100/t.5bb) e t.5bb indica o tempo necessário para que mais de 50 % da superfície se ligue ao osso.

A área A indica o material que é muito bioativo e tem ib =10 e torna-se mais baixa quando se afasta do meio, o que indica menos ib.

Anteriormente, pensava-se que, com a omissão de P2O5, não era possível fabricar materiais bioactivos. Posteriormente, com a omissão do P2O5, foram explorados materiais inovadores que revelaram bioatividade quando o material é implantado e parte do P2O5 serviu apenas para atuar como local de formação de cristais de fosfato de cálcio (CAP) na superfície do material [13,14].

1.3.6 Estrutura da cerâmica

As cerâmicas são materiais geralmente resistentes ao calor, duros; contêm muitos componentes e têm ligações mistas, covalentes e iónicas, cuja quantidade depende do material específico. As ligações iónicas determinam a variação da tendência de um átomo para aniões (-) e catiões (+). A divisão dos electrões de valência é determinada pelas ligações covalentes [16].

O principal componente da cerâmica é a sílica. Os cristais de sílica estão organizados de forma fixa e em arranjos regulares.

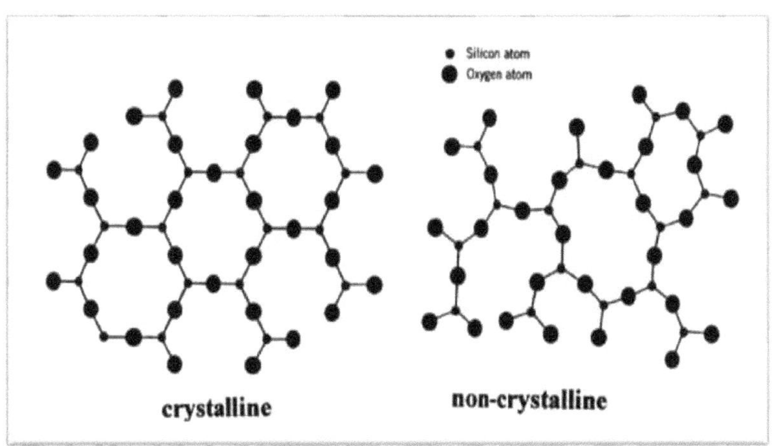

Figura 1.6. Forma cristalina e não-cristalina da estrutura da sílica

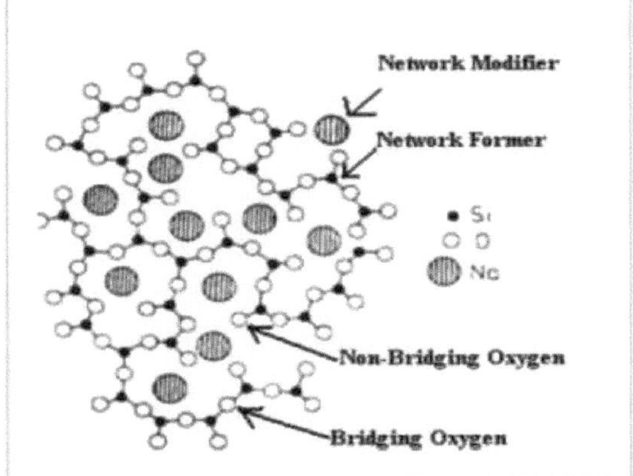

Figura 1.7. Criador e alterador de redes

O SiO2 é um criador de redes, uma vez que cria ele próprio uma rede arbitrária 3D. O P2O5 é também um criador de redes e é por vezes utilizado em vez do SiO2. No entanto, os óxidos como o Na2O e o CaO são designados por alteradores de rede devido à sua capacidade de quebrar a estrutura formada pela cerâmica e são apresentados no diagrama acima.

Nas cerâmicas de SiO2, o átomo de Si está combinado com átomos de oxigénio e é reconhecido como oxigénio de ligação. No entanto, os seus catiões quebram a estrutura e a ligação entre alguns átomos quebra-se quando são introduzidos na estrutura alteradores de rede como o Na2O e o CaO. Os átomos de oxigénio deste tipo são designados por átomos de oxigénio sem ponte, como se pode ver na figura 1.7 [15,16,17].

O Ta2O5 também actua como um alterador de rede quando é adicionado à sílica [18] e, nesta investigação, adicionámos este químico à composição do vidro biológico para verificar o seu efeito na bioatividade e verificar o seu efeito devido à sua durabilidade, variando a sua proporção em cinco composições diferentes.

1.3.7 Fenómeno de ligação óssea

As reacções químicas do material cerâmico com os fluidos do organismo são o principal objeto deste fenómeno. A partir destas reacções, ocorre a criação de HAP e, consequentemente, a ligação óssea.

Quando imergimos o material numa SBF, o primeiro passo que ocorre na superfície é a lixiviação, que é considerada como a libertação de iões, por exemplo, a troca de iões H e H3O com iões de materiais cerâmicos em solução. Através dos iões de hidroxilo (OH-), as ligações Si-O-Si-O-Si- quebram-se e a rede decompõe-se simultaneamente. No segundo passo, a sílica é descarregada na solução sob a forma de Si(OH)4. A camada de sílica é formada pela policondensação do silanol.

Depois disto, os iões de fosfato e cálcio são descarregados da solução e do material, formando a camada amorfa de fosfato de cálcio na superfície do material, que é cristalizada simultaneamente pelo ião da solução [19].

As fases da reação são descritas em pormenor no Quadro 1.2.

Tabela 1.2. Fases de reação de uma apatite [19,20,21].

Reacções de palco	
1.	Troca rápida de Na+ ou K+ com H+ ou H3O+ da solução: Si-O-Na+ + H+ + OH →Si-OH+ + Na+ (sbf) + OH- Esta fase é normalmente controlada por difusão.
2.	Perda de sílica solúvel sob a forma de Si(OH)4 para a solução, resultante de quebra das ligações Si-O-Si e formação de Si-OH (silanóis) na solução vítrea interface: Si-O-Si + H2O→ Si-OH + OH-Si Esta fase é geralmente controlada pela reação interfacial .
3.	Condensação e repolimerização de uma camada rica em SiO2 na superfície : O- Si -OH + HO- Si -O→ O- Si -O-Si-O + H2O
4.	Migração dos grupos Ca^{2+} e PO_4^{3-} para a superfície através da camada rica em SiO2 formando uma película rica em CaO-P2O5 no topo da camada rica em SiO2, seguida de crescimento da película amorfa rica em CaO-P2O5 através da incorporação de c lcium solúvel e
5.	fosfatos da solução. Cristalização da película amorfa de CaO-P2O5 por incorporação de OH-, CO_3^{2-} ou aniões F- da solução para formar uma mistura de hidroxilo, carbonato, fluorapatite camada.

Além disso, as reacções ou etapas que ocorrem na formação da camada de hidroxiapatite (HAP) são descritas na figura 1.8.

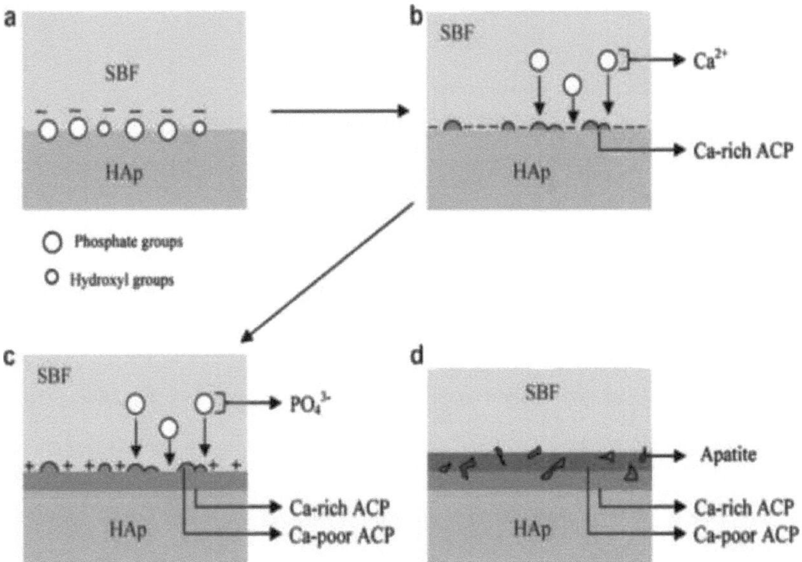

Figura 1.8. Diagrama esquemático do processo de formação de apatite na superfície da HAp. (a) Superfície de HAp exposta ao SBF em condições normais, (b) iões de cálcio depositam-se na superfície de HAp a partir do SBF para formar ACP rico em Ca, (c) a superfície de HAp rica em cálcio atrai grupos fosfato do SBF para formar ACP pobre em Ca e (d) o envelhecimento produz apatite na superfície de HAp.

Referências

[1]   . Hench, L.L., Splinter. R.J., Allen. W.C., Greenlee. TK, "Bonding mechanisms at the interface of ceramic prosthetic materials", J. Biomed. Mater. Res. Symp. Vol 2, 1971, p. 117-141.

[2]   . Warren L.D., Clark A.E., Hench L.L., "Applied Biomaterials", J. Biomed. Mater. Res, 1989, p. 201- 209.

[3]   . Buddy D. Ratner, "Biomaterials science an interdisciplinary endeavor" 1996, p.1-4.

[4]   . Jarcho, M., Bolen, C.H., Thomas, M.B., Bobick, J.F., Kay J.F.e Doremus, R.H., "Characterization of Hydroxyapatite Blocks for Biomedical Applications" J. Mater. Sci., Vol 11, 1976, p. 2027-2035.

[5]   . Gross.U.M., Inne.R., SchmitzH. J., Strunz. V., "Critical reviews in Biocompatibility", Vol. 4, CRC Press, 1988.

[6]   . Buddy D. Ratner, "Biomaterials science an interdisciplinary endeavor", 1996, p.6-7.

[7]   . F. F. Lange, "Powder Processing Science and Technology for Increased Reliability", J. Amer. Cer. Soc., 1989, 3-15.

[8]   LarryL.   Hench, "Bioceramics, From Concept to Clinic" (Biocerâmica, do conceito à clínica) J.Am.Ceram.soc.,1991.

[9]   . Joyce Y.Wong, Joseph D. Bronzino, "Biomaterials", capítulo 2, biomateriais cerâmicos, 2012.

[10]   . G. Heness, B. Ben-Nissan, "Innovative Bioceramics", Materials Forum Vol. 27 ,2004,p104 - 114.

[11]   . Surajit Mistry, Debabrata Kundu, Someswar Datta, "Efeitos do vidro bioativo, da hidroxiapatite e do vidro bioativo - partículas de enxerto compostas de hidroxiapatite no tratamento de defeitos infra-ósseos" J. Indian Soc ,2012 ,241-246

[12]   . Hench. L. L., Splinter. R. J., Allen W. C., Greenlee. T. H., "Bonding mechanism at the interface of ceramic prosthetic materials" J. Biomed. Mater. Res. ,1971,117-141

[13]   Buddy D. Ratner, Allan S. Haffman, Frederick J. Schoen e Jack E. Lemons, "Biomaterials science, An introduction to material science in medicine", p. 7879, 1996.

[14]   . Hench, L.L., Splinter, R.J., Allen, W.C. e Greenlee, T.K., J. Biomed. Mater. Res. Symp, 1972, 1

[15]   . Greenspan D.C., Zhong J.P., LaTorre G.P. "Bioceramics 7", 1994, p.56-60.

[16]   . Joon Park, "Propriedades, caracterizações e aplicações da biocerâmica" Chp. 2 , Estrutura de cerâmicas e vidros, 2008, p.27-35.

[17]   . Kokubo, T.& Kim, H.M.& Kawashita, M.& Nakamura, T., "Novel ceramics for biomedical applications", J. Aust Ceram Soc, vol. 36, 2000, p.37-46.

[18]   . L. Sedel, C. Rey, Bioceramics, 1ª Edição, Vol 10 , p.42-44,

[19]   . Larry L. Hench, "The story of Bioglass", J Mater Sci: Mater Med ,2006.

[20]   Larry L. Hench, June Wilson, "An Introduction to Bioceramics" p.4548, 2006.

[21]   . Kokubo T., Takadama H., "How useful is SBF in predicting in vivo bone Bioactivity" Biomaterials. 2006, p.2907-15.

CAPÍTULO N.º 2
REVISÃO DA LITERATURA

2.1 Introdução

Este capítulo trata da revisão da literatura, começando com a evolução do biovidro e os efeitos de diferentes óxidos na composição do biovidro; são também descritos os trabalhos efectuados por diferentes investigadores em vidros e vitrocerâmicas.

2.2 Progresso e crescimento do biovidro

Hench criou o vidro biológico (24,5 CaO, 24,5 Na2O, 45 SiO2, 6 P2O5 % wt), que revelou uma excelente bioatividade. Na altura, entendeu-se que as caraterísticas deste tipo de material cerâmico poderiam ser utilizadas para fornecer biomateriais melhorados. No entanto, este biovidro revelou uma baixa resistência, pelo que não poderia ser utilizado em aplicações de suporte de carga. Bromer et al. efectuaram um tratamento térmico a este vidro e criaram vitrocerâmicas. A cerâmica vítrea compreende uma cristalização adequada e revelou boa resistência, denominada Ceravital, mas era menos bioactiva do que o vidro [1, 2]. Foi demonstrado por Hench LL que os vidros Na2O -SiO2 sem P2O5 também formam uma camada de hidroxiapatite na solução [3]. Três formas diferentes de vitrocerâmica foram produzidas a uma temperatura de 870° C, 1050° C e 1200° C, correspondendo a uma composição (4,6 MgO, 44,9 CaO, 34,2 SiO2, 16,3 P2O5 e 0,5 CaF2 %wt) por Kitsugi. Estas têm fases e resistências únicas. A vitrocerâmica aquecida a 870° C foi designada por A-GC e a vitrocerâmica aquecida a 1050° C foi designada por vitrocerâmica contendo apatite e wollastonite (A-W-GC). A última foi designada como vitrocerâmica contendo apatite, wollastonite e whitlockite (A-W-CP-GC), respetivamente.

Estas cerâmicas de vidro foram testadas no corpo do animal e mostraram que a resistência mecânica da A-GC era melhor do que as outras duas, quando estas foram implantadas no corpo do animal [4]. K. Yamamuro et al. verificaram que a A-W-GC pode ser utilizada como enchimento ósseo e apresentaram resultados muito bons quando foi testada no corpo de animais [5]. Kitsugi et al. examinaram a bioatividade da A-W-GC em condições de carga. Para esta investigação, testaram a A-W-GC e a alumina. A-W-GC mostrou resultados muito bons para aplicações de suporte de carga e também revelou uma boa bioatividade [6]. Kitsugi et al. investigaram que a ligação entre os tecidos e o material do implante ocorre com a ajuda da camada de CaP. Verificaram também que esta camada se assemelha a uma apatite [7]. Através de um estudo in vitro, Kokubo T et al. examinaram os efeitos dos vidros CaO-SiO2 sem Na2O e P2O5 na bioatividade. Os resultados foram estudados através da imersão dos materiais em SBF. Foi investigado que o mecanismo de ligação óssea ocorre em vidros CaO-SiO2 sem Na2O e P2O5, mas ao aumentar Na2O e P2O5, a bioatividade aumenta [8]. Ohuara K et al. investigaram cerâmicas de vidro de três composições diferentes (CaO-SiO2, CaO-SiO2-CaF2, CaO-SiO2-P2O5) para estudar as reacções. Estas cerâmicas de vidro foram testadas no corpo do animal. A investigação mostrou que estas três vitrocerâmicas também podem formar uma camada de hidroxiapatite (HAP) através da libertação de iões HSiO3 e Ca na solução [9].

Muitos cientistas investigaram que a principal razão para a ligação dos implantes aos tecidos é a camada de CaP no organismo. Ohtsuki et al. verificaram que a cerâmica de vidro, conhecida como Ceravital, também pode ser ligada aos tecidos com a ajuda da camada de CaP. A camada de CaP também pode ser designada por HAP [10, 11].

Kokubo criou uma solução chamada fluido corporal simulado (SBF) e esta solução provou ser a mais eficaz e económica para o estudo in vitro [12]. Ele provou que o HAP era sempre produzido pela reação dos iões OH⁻, Ca^{2+} e $HPO4^{-2}$ no material e na solução. O HAP precipita na SBF e segue uma reação que é:

$$10Ca^{2+} + 6PO3^{-4} + 2OH^- = Ca_{10}(PO_4)_6 (OH)_2$$

Entre as SBF preparadas por Kokubo, a SBF-K9 é a melhor SBF, uma vez que a sua concentração de iões é muito próxima ou igual à do corpo humano. Kokubo verificou que as SBF que têm uma concentração de iões semelhante à do corpo humano podem formar uma camada de HAP que é semelhante à apatite do osso. [13].

Yamamuro T et al. verificaram que o CaO-SiO2 é bioativo através de estudos in vivo e in vitro. As cerâmicas de vidro foram imersas em SBF e investigadas por Hyukama. Ele provou que este tipo de soluções tem um papel importante na formação de apatite. Também demonstrou, através de testes in vitro, que as vitrocerâmicas libertam um ião Ca que reage com os iões fosfato na solução e forma a camada HAP [14].

Kokubo verificou que o A-W-GC pode ser utilizado para implantes na espinha dorsal. Demonstrou que a camada HAP se formava através da libertação de iões de silicato e de Ca. Kokubo descreveu a bioatividade da vitrocerâmica. Mostrou que a camada de CaP na superfície da vitrocerâmica tem um papel importante no mecanismo de ligação óssea. A bioatividade da vitrocerâmica depende da temperatura de cristalização. Ao aumentar esta temperatura, a bioatividade do material diminui. No entanto, verifica-se um aumento das propriedades mecânicas do material [15].

Torre G P L et al. demonstraram que a cristalização do biovidro não impediu a formação de HAP em solução de SBF. No entanto, com o aumento da cristalização, há uma diminuição na formação de HAP. Mostraram que os vidros que se ligam ao osso e são livres de P2O5 são altamente bioactivos [16].

Akiyoshi Osaka et al. adicionaram Ta2O5 a vidros à base de CaO-SiO2 e investigaram os resultados da bioatividade destes vidros através do estudo dos resultados de XRD, FTIR e espetroscopia de absorção atómica. Mostraram que a capacidade de formação de apatite destes vidros era maior quando o óxido de tântalo estava presente em pequenas quantidades e aumentava a bioatividade dos vidros de silicato de cálcio [17].

Kawasaki T et al. examinaram, ao testar os materiais de implante no corpo do rato, que os implantes de tântalo não apresentavam dissolução. Também investigaram que o tântalo é altamente biocompatível. Verificaram que o tântalo é um biomaterial provável, dada a sua excelente estabilidade química, biocompatibilidade e resistência aos fluidos corporais no corpo vivo [18]. Joseph D et al. demonstraram que o tântalo é eficaz para o papel dos glóbulos vermelhos e para a produção de vitaminas no corpo [19]. E Christensen et al. verificaram que o tântalo é mais bioativo do que o titânio e mostraram que o crescimento ósseo com implantes de tântalo é muito mais rápido do que com implantes de titânio [20]. Francesco Muratori et al. investigaram que o tântalo não causa irritação no corpo e pode também ser utilizado como implante, por exemplo, as articulações artificiais são muito eficazes para tratamentos ortopédicos. Mostraram que o tântalo é muito importante para o tratamento da anca e do joelho [21].

Davies, Neal M examinou e demonstrou que a maioria dos metais utilizados nos corpos eram bio inertes. Embora os materiais bioactivos sejam utilizados como materiais que se ligam aos tecidos e formam HAP, por vezes, em condições de carga, falham devido à sua baixa resistência. Por esta razão, investigaram através de estudos in vivo e in vitro e mostraram que o tântalo é altamente bioativo e tem uma excelente resistência mecânica. No mesmo ano, Joanna McKittrick et al. demonstraram que o biovidro e o tântalo apresentavam óptimos resultados de osteointegração [22].

S.C. Wei et al. verificaram que, com a ajuda do Ta2O5, a resistência à corrosão do material do implante podia ser melhorada [23]. No mesmo ano, Hongyi Li et al. também demonstraram que a utilização de tântalo na composição dos materiais permitia melhorar a biocompatibilidade e a osteoindução dos implantes [24].

Ankesh Kumar Srivastava et al. adicionaram CuO à composição do biovidro e produziram uma cerâmica de vidro. As fases cristalinas foram reconhecidas pela técnica XRD e a superfície das vitrocerâmicas foi analisada por FTIR. Através da imersão da cerâmica de vidro em solução SBF durante vários períodos de tempo, a bioatividade foi examinada através do estudo de FTIR e da medição do pH e da concentração de iões das soluções SBF. A densidade e a resistência das cerâmicas de vidro também foram examinadas. Investigaram que, ao adicionar CuO, a bioatividade da vitrocerâmica aumentou no início e depois diminuiu. Mostraram que, com o aumento do teor de CuO, a resistência do material aumentava [25].

Na presente investigação, foi adicionado Ta2O5 em vez de CuO [25] na composição do biovidro para estudar o seu efeito na bioatividade e na resistência mecânica. O fator mais importante desta investigação foi a substituição da vitrocerâmica por material cerâmico. Foram examinadas as fases cristalinas, a estrutura e a superfície do material. A análise também foi feita após a imersão do material cerâmico em soluções SBF por XRD, FTIR, SEM e AAS para examinar a bioatividade. Foram também efectuadas medições do pH, da densidade e do peso. O efeito do Ta2O5 na bioatividade do material cerâmico e na composição do biovidro foi estudado e examinado. As alterações ocorridas devido ao material cerâmico também foram investigadas.

2.3 Resumo

A partir desta revisão, determina-se que a composição de bioglass é a composição eficaz para biomateriais e que o tântalo pode ser utilizado como material novo e promissor para várias aplicações. Os materiais bio-cerâmicos à base de tântalo são normalmente utilizados em várias aplicações médicas devido às suas caraterísticas de grande bioatividade e biodegradabilidade.

Referências

[1]   . Joon B. Park, Joseph D. Bronzino, "Biomaterials principles and applications", edição 2, 1937.

[2]   . Bromer. H., E. Pfeil, Blenke.B., Strunz, "Properties of the bioactive implant material Ceravital", J. Biomed. Mater. Res, Vol 9,1977.

[3]   . Ogino M.,Ohuchi F.,Hench LL., "Compositional dependence of the formation of calcium phosphate films on bioglass", J. Biomed. Mater. Res, Vol 55 ,1980.

[4]   Kitsugi T., Yamamuro T., Nakamura T., Higashi S., Kakutani Y., Hyakuna K., Kokubo T., Takagi M., Shibuya T., J. Biomed. Mater. Res,Vol 20,p.1295- 1307,1986.

[5]   Yoshii S., Kakutani Y., Yamamuro T., Nakamura T., Kitsugi T., Oka M., Kokubo T.,Takagi M., "Strength of bonding between A-W glass-ceramic and the surface of bone cortex", J. Biomed. Mater. Res,Vol 3,p.327-38,1988.

[6]   . Kitsugi T., Yamamuro T., Nakamura T., Kokubo T., "The bonding of glass ceramics to bone", International orthopaedics, J. Biomed. Mater. Res, Vol 13,p.199-206,1989.

[7]   . Kitsugi T., Yamamuro T., Kokubo T., J. Biomed. Mater. Res, "Analysis of A.W glass-ceramic surface by micro-beam x-ray diffraction", J. Biomed. Mater. Res Vol 24, 259-73,1990.

[8]   . Ebisawa Y., Kokubo T., Ohura K., Yamamuro T., "Bioactivity of. Vidros à base de CaO. SiO_2-Based glasses: Avaliação in vitro", J. Mater. Sci. Mater. Med.Vol 1, 239 ,1990.

[9]   . Ohura K., Nakamura T., Yamamuro T., Kokubo T., Ebisawa Y., Kotoura Y., Oka M., "Bone-bonding ability of P O_{25} -Free CaO · SiO_2 glasses",J. Biomed. Mater. Res,Vol 25,p. 357-365,1991.

[10]   . Ohtsuki C., Kushitani H., Kokubo T., Kotani S., Yamamuro T., "Apatite formation on the surface of Ceravital-type glass-ceramic in the body", J. Biomed. Mater. Res, Vol 25,1363-70, 1991.

[11]   . Kokubo T, Biomaterials, "Bioactive glass ceramics: properties and applications.",Vol 12,p. 155 - 63,1991.

[12]   . Kushitani H., Ohtsuki C., Sakka, "Materials in Medicine 3" J. Mater. Sci. ,992b, p.79-83.

[13]   . Neo M., Kotani S., Nakamura T., Yamamuro T., Ohtsuki C., Kokubo T., Bando Y., "A comparative study of ultrastructures of the interfaces between four kinds of surfaceactive ceramics and bone", J. Biomed Mater Res, Vol 26, p.14191432, 1992.

[14]   . Kokubo, T., "Bioactive glass ceramics: properties and applications", Biomaterials 12. p. 155-163,1991.

[15]   . Kitsugi T., Yamamuro T., Nakamura T.,Yoshii S., Kokubo T., Takagi M., Shibuya T., "Influence of replacing B2O3 for CaF2 on the bonding behaviour to bone of glass-ceramics containing apatite and wollastonite", Vol 13, p.393399,1992.

[16]   . Peitl O., Torre G P L., Hench L L., "Effect of crystallization on apatite-layer formation of bioactive glass 45S5", J. Biomed. Mater. Res,Vol 30, p.509,1996.

[17]   . Naoki Imayoshi, Satoshi Hayakawa, Chikkara Ohtsuki, Akiyoshi Osaka, "Bioactivity of Nb(V) and Ta(V)-Doped Calcium Silicate Glasses", Vol 31, p.39-44, 1997.

[18]   . Matsuno H., Yokoyama A., Watari F., Uo M., Kawasaki T., "Biocompatibility and osteogenesis of refractory metal implants, titanium, hafnium, niobium, tantalum and rhenium", Vol 22, p.1253-62, 2001.

[19]   . Joon B. Park, Joseph D. Bronzino, "Biomaterials principles and applications", 1937.

[20]   . E.Christen, sen, S.Eriksen, B.Gillesberg, " Evalution of biocompatibility, Mechanical and chemical properties of tantalum coated material, Vol 1,2003.

[21]   . Giulio Maccauro, Pierfrancesco Rossi Iommetti, Francesco Muratori, Luca Raffaelli, Paolo Francesco Manicone, Carlo Fabbriciani, "An overview about biomedical applications of micron and nano size tantalum", Vol 3, p. 157-65 ,2009. 157-65 ,2009.

[22]   Balla, Vamsi Krishna, Bose, Susmita, Davies, Neal M, Bandyopadhyay, Amit, "Tantalum a bioactive metal for implants", J. Biomed. Mater. Res, Vol 62, p.61-64, 2010.

[23]   . Y. Zhou, M. Li, Y. Cheng, Y.F. Zheng, T.F. Xi, S.C. Wei, "Tantalum coated NiTi alloy for biomedical application", J. Biomed. Mater. Res, Vol 228, 2012.

[24]   . Na Wang, Hongyi Li, Jinshu Wang, Su Chen, Yuanping Ma e Zhenting Zhang, "Estudo sobre a anticorrosão, a biocompatibilidade e a osteoindutividade das películas de tântalo decoradas com matrizes de nanotubos de óxido de tântalo", J. Biomed. Mater. Res ,Vol 4, p.4516-4523,2012.

[25]   . Ankesh Kumar Srivastava, Ram Pyare," Characterization of CuO substituted 45S5 bioactive Glasses and Glass - ceramics", J. Biomed. Mater. Res, Vol 1, 2012.

CAPÍTULO N.º 3
TRABALHO EXPERIMENTAL

Este capítulo descreve o método utilizado para a preparação de materiais cerâmicos e as técnicas de caraterização que são utilizadas para estudar as caraterísticas do material. Além disso, é também descrito o método utilizado para a preparação de SBF, que é utilizado para o estudo in vitro. Os métodos de medição do peso e do pH também são descritos neste capítulo.

O material cerâmico selecionado tem as seguintes composições para a experiência.

Tabela 3.1. Tabela de composição em mol %

	SiO_2	CaO	Na2O	$P2O_5$	Ta2O5
1	46.1	26.9	24.4	2.6	0
2	46	26.9	24.4	2.6	0.1
3	45.6	26.9	24.4	2.6	0.5
4	45.1	26.9	24.4	2.6	1
5	43.1	26.9	24.4	2.6	3

3.2 Explicação dos instrumentos

Apresentam-se de seguida os instrumentos que foram utilizados para a preparação das amostras:

> Balança de pesagem

> Almofariz e pilão

> Morrer

> Prensa hidráulica

> Forno

1.1.1 Balança de pesagem

Para a pesagem, utilizámos uma balança digital CP324S Sartorius. Esta máquina tem uma capacidade de 320g. A balança é colocada a zero antes do cálculo para evitar erros, a leitura é dada em gramas. Para evitar problemas de precisão devido a partículas de poeira, esta máquina está reservada num recipiente de vidro.

Figure 3.1.   **Balança digital CP324S Sartorius**

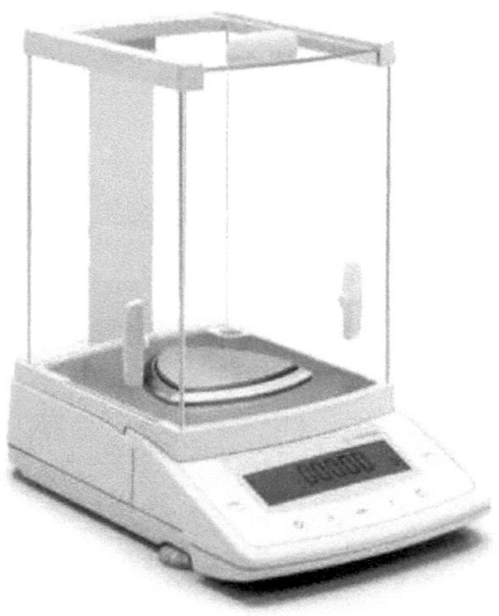

1.1.2   Almofariz e pilão

Para triturar e misturar os produtos químicos, foi utilizado o almofariz e o pilão. Trata-se de um instrumento muito importante para a preparação de amostras. Este instrumento deve ser de um bom material para evitar a contaminação do material.

Figure 3.2.   **forno e pilão**

3.2.3   Prensa hidráulica

Esta máquina está disponível em vários tamanhos e em várias gamas de pressões. Através dela, a

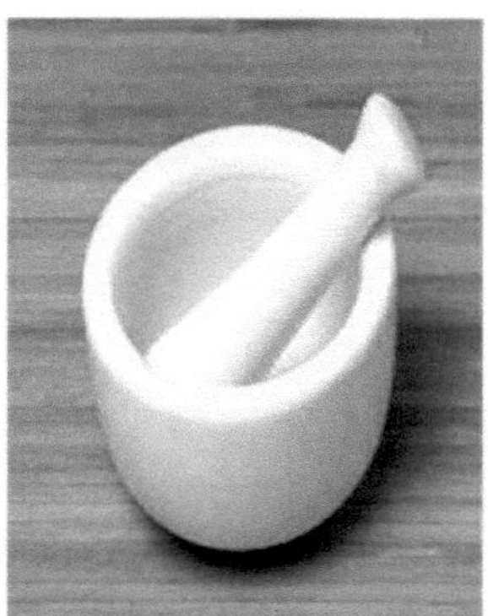

compressão do material é efectuada com matrizes dentro da câmara com pressão constante. A dificuldade de variar a densidade é evitada no material final com a ajuda desta máquina. Esta máquina utiliza um cilindro para produzir uma força de compactação e funciona segundo o princípio de Pascal. A pressão constante é aplicada em todo o sistema. Um sistema contém dois pistões, um pistão com uma força pequena que actua numa área pequena e outro pistão com uma força grande que actua numa área grande [2].

Quando é aplicada uma força grande, é percorrida uma distância maior do que quando é aplicada uma força pequena, tal como descrito por esta fórmula:

F2=F1.(A2/A1)

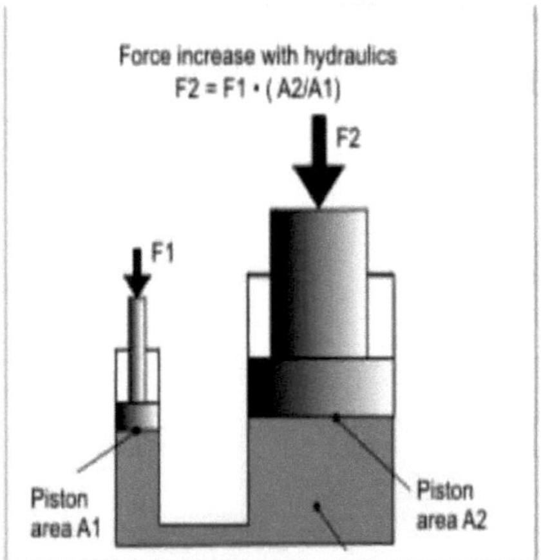

Figura 3.3. Princípio da prensa hidráulica

Onde, F2 é a força aplicada pelo pistão grande e F1 é a força aplicada pelo pistão pequeno. A2 é a distância percorrida pelo pistão grande e A1 é a distância percorrida pelo pistão pequeno.

Na figura 3.4, é apresentada a prensa hidráulica que utilizámos.

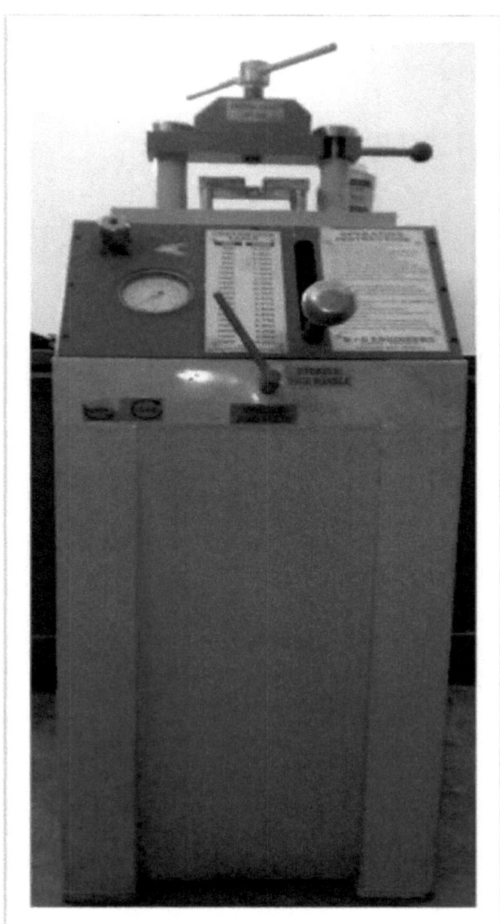

Figura 3.4 Prensa hidráulica

1.1.4   Forno

Para a sinterização, utilizámos um forno BF51524C, apresentado na figura 3.6. O forno é utilizado para efetuar o tratamento térmico dos materiais.

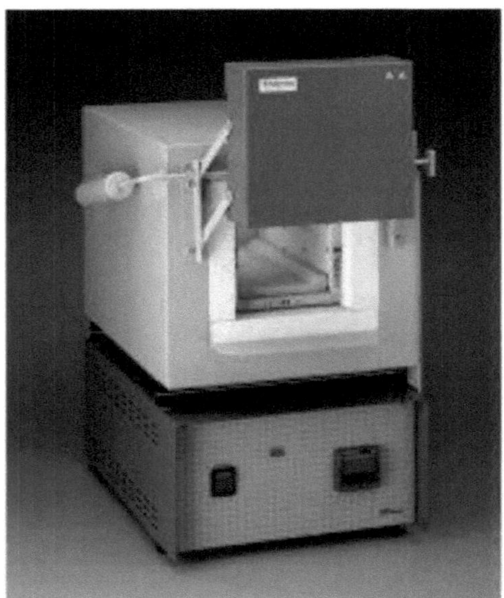

Figura 3.5. Forno BF51524C

A sinterização é um processo em que a matéria é produzida a partir de uma forma de pó. Neste processo, a difusão atómica ocorre a uma temperatura mais elevada. As pastilhas são aquecidas a uma temperatura inferior à temperatura de fusão. Os átomos das partículas espalham-se através dos limites das partículas e combinam-nas para formar um objeto. O principal objetivo da sinterização é dar forma aos materiais [3].

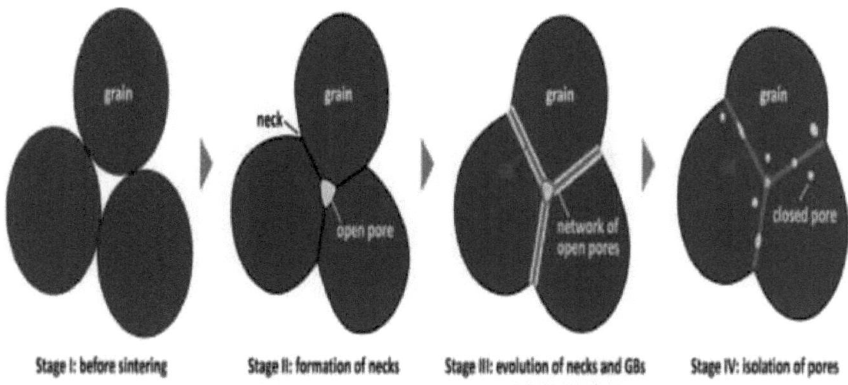

Figura 3.6.fases de sinterização

A sinterização aumenta a resistência, a translucidez, a densidade e a condutividade do material e diminui a porosidade.

3.3 Constituição de amostras

No início, tomámos diferentes composições descritas na tabela 3.1 pelo método do peso molar. De seguida, cada composição foi triturada e misturada num almofariz e pilão durante meia hora. De seguida, fizemos pellets compactando o pó, implementando uma pressão de 5000psi. As pastilhas compactadas foram depois sinterizadas a uma temperatura de 900° C durante duas horas. Após a sinterização, o forno foi desligado até atingir a temperatura ambiente e, em seguida, as amostras foram retiradas.

T0, T1, T2, T3 e T4 são os nomes das amostras de acordo com as proporções da composição.

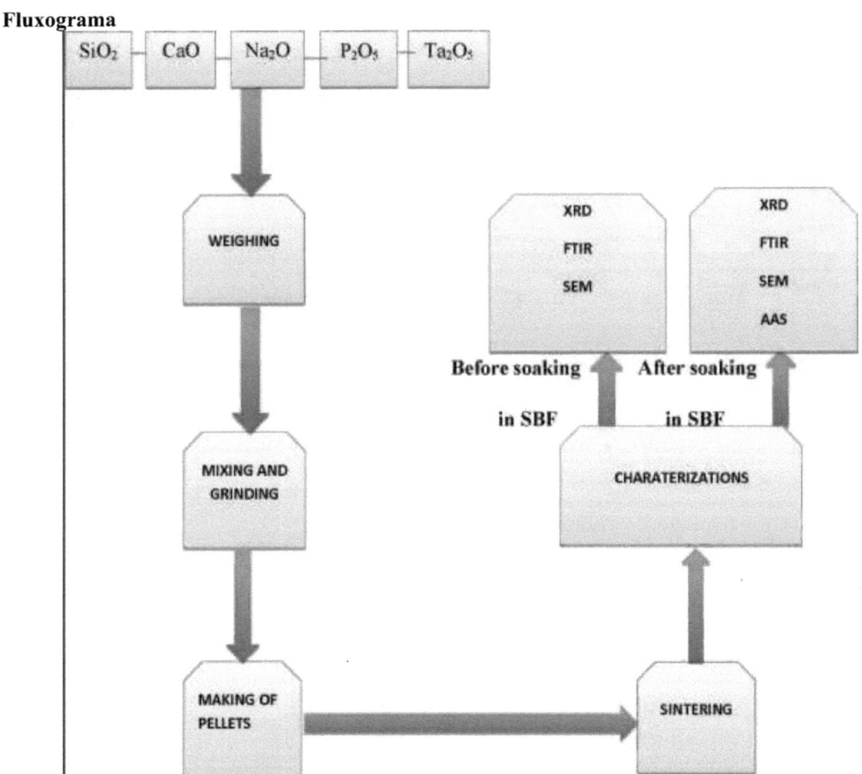

Figura 3.7. Fluxograma da preparação das amostras e das técnicas de caraterização

3.4 Explicação das técnicas de caraterização

Para caraterizar o material, utilizámos as seguintes técnicas na nossa experiência:

> Difração de raios X (XRD)

> Microscopia eletrónica de varrimento (SEM)

> Espectroscopia de infravermelhos com transformada de Fourier (FTIR)

> Espectroscopia de Absorção Atómica

3.4.1 Difração de raios X (XRD)

O XRD é uma técnica muito importante para estudar a estrutura e as fases dos materiais. Este método não é destrutivo e apenas é necessária uma pequena quantidade de material para esta técnica.

3.4.1.1 Princípio e funcionamento

Os seguintes princípios são importantes para a DRX

1) Os raios X incidem sobre o material a examinar, actuam em conjunto com os átomos do material e ocorre a dispersão dos raios X incidentes.

2) A difração de raios X ocorre quando os raios X incidem nos cristais do material, ocorrendo assim a dispersão dos raios X nas direcções desejadas. Neste processo, os átomos dos cristais dispersam os raios X em queda em várias ordens e, nestas ordens, alguns feixes resultam em interferência construtiva, a partir da qual é criado o feixe difractado.

3) A estrutura dos materiais pode ser examinada através do estudo dos raios X difractados.

4) A ordem dos átomos num cristal pode ser examinada através das intensidades dos raios X [4].

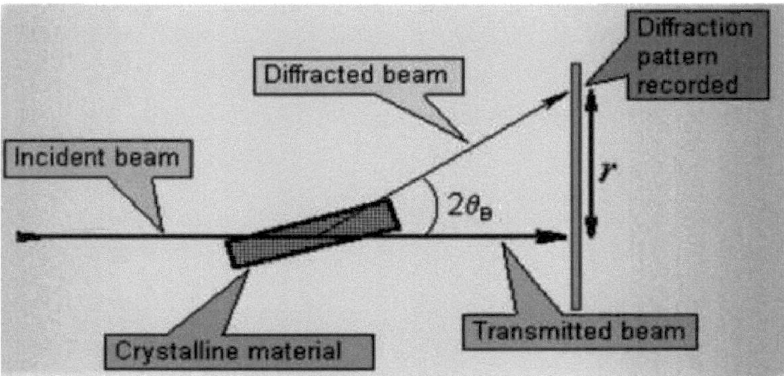

Figura 3.8. Processo de difração de raios X

Um difratómetro é composto por um tubo de radiação, um suporte e um detetor. Os raios X são criados quando o filamento do tubo é aquecido. Todos os difractómetros têm algumas peças básicas dispostas de acordo com um padrão específico. Na parte inferior, existe um estabilizador de tensão. Um transformador converte as tensões dos raios X incidentes em tensões desejadas e estes raios X aceleram os electrões no tubo de radiação. No tubo de radiação, a corrente e a tensão são reguladas. Este tubo é capaz de funcionar corretamente durante cinco mil horas. Normalmente, no difratómetro, o tubo de raios X utiliza a radiação CuKa, que tem um comprimento de onda de 1,54 Â. A partir do tubo, o feixe produz-se e entra na fenda que regula e faz passar o feixe. Em seguida, interage com o alvo, e este fenómeno cria difração. Este feixe difractado entra numa outra fenda e chega ao detetor. O ângulo a partir do qual ocorre a difração está inter-relacionado com o espaçamento d pela lei de Bragg, ou seja **2dSinθ =n λ.**

Em que λ é o comprimento de onda do feixe de cruzamento e n é um número inteiro.

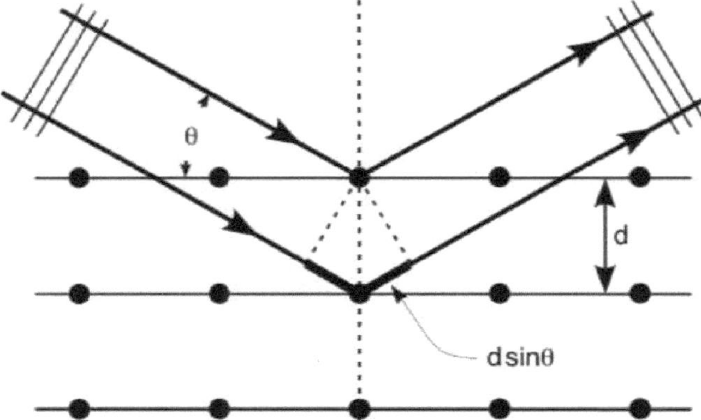

Figura 3.9. Dispersão do feixe incidente com os planos

O detetor detecta os raios X que estão a rodar num ângulo 2θ, enquanto a amostra está a rodar num ângulo θ quando o feixe incide sobre ela, e envia o resultado para o dispositivo de medição de sinais ligado [5].

Nesta experiência, utilizámos o Bruker D8 Discover, que é apresentado na figura 3.11.

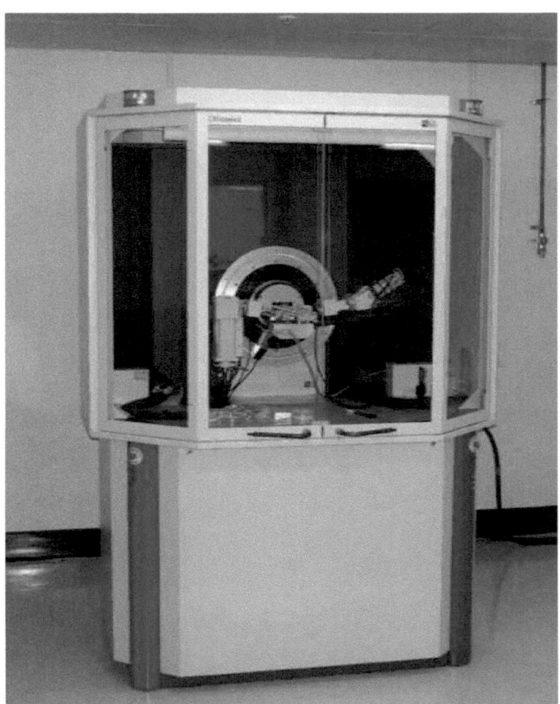

Figura 3.10. Bruker D8 Discover

3.4.2 Microscopia eletrónica de varrimento (SEM)

A caraterização da superfície da amostra foi efectuada pelo Jeol, JSM 840A SEM, apresentado na figura 3.12, nesta experiência. O SEM fornece informações sobre a morfologia e os cristais da amostra, com uma ampliação de 1×10^6 X.

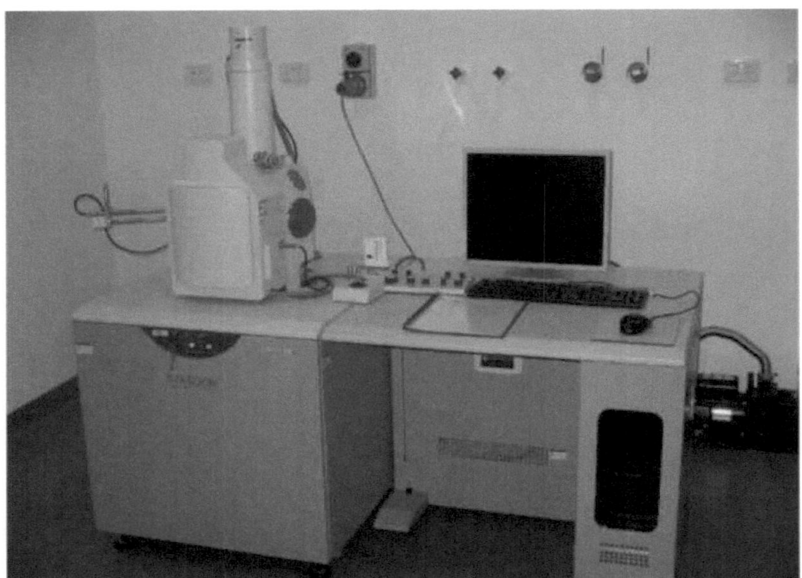

Figura 3.11. Jeol, JSM 840A SEM

A partir do SEM, podemos calcular o tamanho das partículas e determinar a uniformidade e a porosidade do material. Com esta ajuda, podemos obter imagens em profundidade de resolução extremamente elevada.

3.4.2.1 Princípio de funcionamento

O princípio de funcionamento do SEM inclui o varrimento da amostra alvo por um feixe de electrões. São produzidos vários sinais pela interação deste feixe com o alvo. Estes sinais são

> electrões secundários
> electrões retrodifundidos
> raios X caraterísticos
> Electrões Auger.

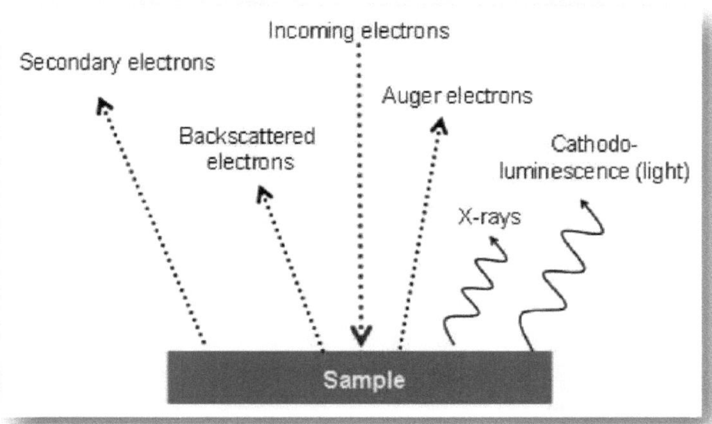

Figura 3.12. Interação do feixe de electrões com a amostra

Os electrões secundários são os electrões que resultam quando o átomo interage com o feixe de um eletrão.

Os electrões que são produzidos a partir da dispersão elástica quando interage com o átomo são electrões retrodispersos, e a partir do seu sinal podemos descobrir como os elementos estão distribuídos no material.

O sinal produzido quando o feixe em queda elimina um eletrão da camada interna e um eletrão do nível superior chega a esse local, libertando raios X caraterísticos. A partir deste sinal podemos examinar a estrutura e avaliar a quantidade de elementos da amostra.

Os electrões Auger são produzidos pela excitação do átomo da amostra quando o feixe incide sobre a mesma. O seu sinal fornece informações sobre a superfície da amostra [6].

Estes sinais são detectados pelo detetor, que produz a imagem SEM e a mostra no ecrã. Cada componente presente na amostra emite os seus próprios sinais, que são diferentes uns dos outros. A partir daí, podemos medir as fases e a informação da superfície. Para o MEV, é utilizada uma amostra condutora. Quando a amostra não é condutora, é aplicado um revestimento condutor na amostra.

3.4.3 Espectroscopia de infravermelhos com transformada de Fourier (FTIR)

O FTIR é utilizado para investigar as ligações presentes no material. Deste modo, podemos examinar os materiais que não são conhecidos e determinar a quantidade de elementos presentes no material.

As radiações IR provenientes da fonte penetram no material alvo. Uma parte destas radiações é transferida e outra parte é absorvida pelo material. A transmissão e a absorção molecular são assinaladas pelo espetro resultante, que é diferente para cada elemento. A partir daí, podemos examinar o material desconhecido.

3.4.3.1 Princípio de funcionamento

Os principais componentes do FTIR são a fonte de IV, um interferómetro e um detetor. O IR é libertado pela fonte. O feixe passa então pelo interferómetro, no qual ocorre a codificação do feixe de IV. Os interferómetros têm um divisor de feixe que separa o feixe em duas partes. Os dois feixes reflectem-se do espelho de forma a que um se reflicta de um espelho fixo e o outro de um espelho móvel. Estes feixes combinam-se novamente quando se encontram e o interferograma é a resultante dos dois feixes.

Este feixe passa através da amostra e aqui ocorre a transmissão. A amostra absorve as frequências que correspondem às suas próprias frequências. Deste modo, podemos obter informações sobre os grupos funcionais, o que é necessário no FTIR. Em seguida, o feixe entra no detetor e o sinal é detectado pelo detetor. O sinal é então enviado para um computador e aqui ocorre a transformação de Fourier. A intensidade dos picos no gráfico é um sinal da quantidade do elemento presente. Os dados são então fornecidos à pessoa para análise [7,8].

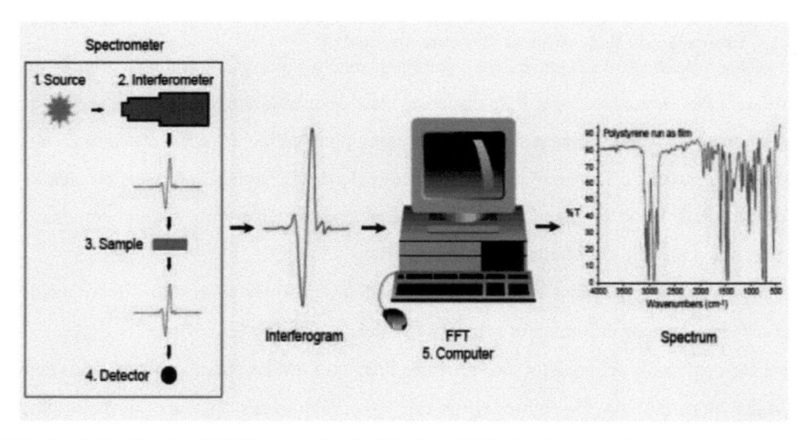

Figura 3.13. Processo de análise de amostras

Para o FTIR, fabricámos pastilhas finas misturando e triturando o nosso material com uma pequena quantidade de KBr e, em seguida, as pastilhas foram colocadas em frente da fonte de IV.

Utilizámos o FTIR da Midac Cooperation da série M 2000 na nossa experiência, que é apresentada na figura 3.15.

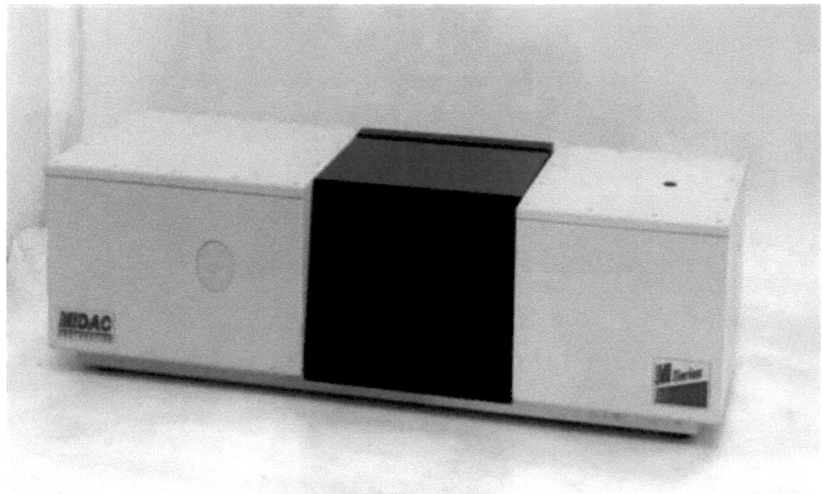

Figura 3.14. FTIR da cooperação Midac da série M 2000

3.4.4 Espectrometria de absorção atómica (AAS)

É uma técnica em que a concentração iónica dos elementos é investigada. Numa amostra, a AAS processa até $\mu g\ dm^{-3}$. A AAS utiliza comprimentos de onda de luz para o processo de análise. As energias necessárias para mover os electrões para níveis superiores estão relacionadas com este comprimento de onda. O comprimento de onda da luz é absorvido pelos átomos da amostra. Para determinar se o elemento específico está presente ou não, é utilizada a luz desse elemento específico.

3.4.4.1 Trabalho

Os principais componentes da AAS são a fonte de luz, a célula de amostragem que gera átomos, o monocromador que é utilizado para a dispersão da luz e um detetor que detecta o sinal.

Nesta técnica, ocorre a atomização dos átomos da amostra. A amostra tem átomos livres num nível de terra e a amostra é vaporizada. A radiação electromagnética é libertada pelos átomos excitados de um elemento e entra na amostra que é vaporizada. Os átomos do elemento absorvem algumas radiações. Se houver uma grande quantidade de átomos de elementos no vapor, eles absorvem mais radiações [9].

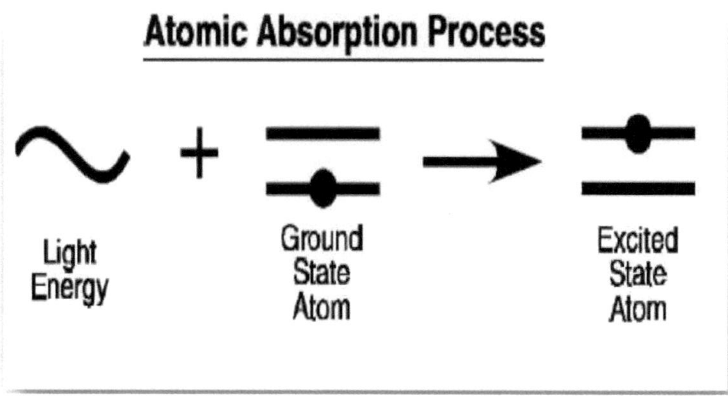

Figura 3.15: Processo de absorção atómica

A curva de calibração é criada através da recolha de muitas amostras da concentração do ião do elemento identificado em situações semelhantes às do elemento que não é conhecido.

A quantidade que o padrão absorve é comparada com esta curva. A partir daí, analisa-se a concentração iónica do elemento que não é conhecido na amostra [10].

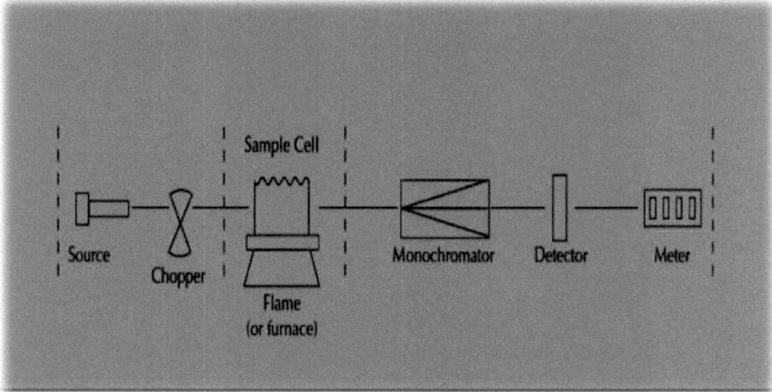

Figura 3.16. Processo de análise da AAS

Utilizámos o Zeeman 5000 AAS na nossa experiência, que é apresentada na figura 3.18. Neste caso, utilizámos o método de aspiração para atomização no AAS, em que a solução das amostras foi aspirada para a chama.

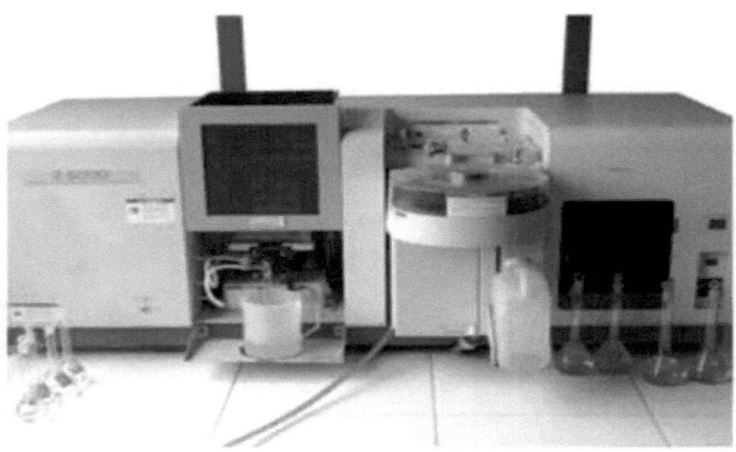

Figura 3.17. Zeeman 5000 AAS

Além disso, para os testes in vitro, fabricámos o SBF e o método seguinte descreve a sua preparação

3.5 Explicação dos aparelhos utilizados para a preparação do SBF

> Agitador magnético com aquecedor

> Medidor de pH

3.5.1 Agitador magnético com placa de aquecimento

É utilizado para fornecer calor e também para agitar as soluções. Utilizámos o agitador magnético com placa de aquecimento da Schott instruments, que tem um aquecedor de cerca de 50° C. Esta máquina é constituída por um agitador que possui uma força magnética e que faz com que o agitador rode rapidamente. A solução mistura-se bem com a ajuda do agitador [11].

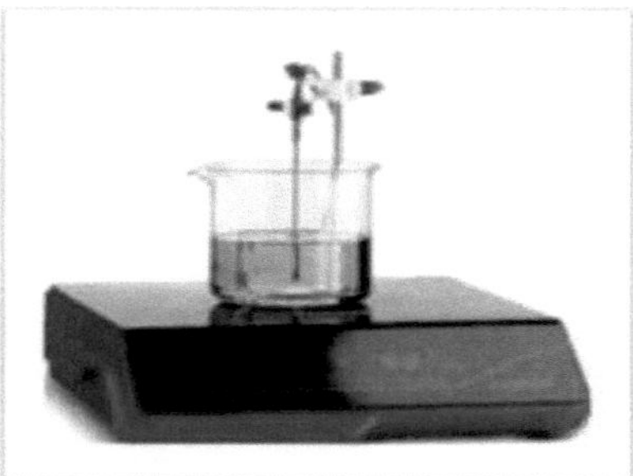

Figura 3.18. Agitador magnético com aquecedor

3.5.2 Medidor de pH

É utilizado para medir o ajuste do pH das soluções líquidas com as sondas que são feitas de vidro. E a sonda é ligada ao medidor elétrico. Este mostra os valores medidos. Utilizámos o medidor de pH Adwa AD111 na experiência para ajustar o pH do SBF [12].

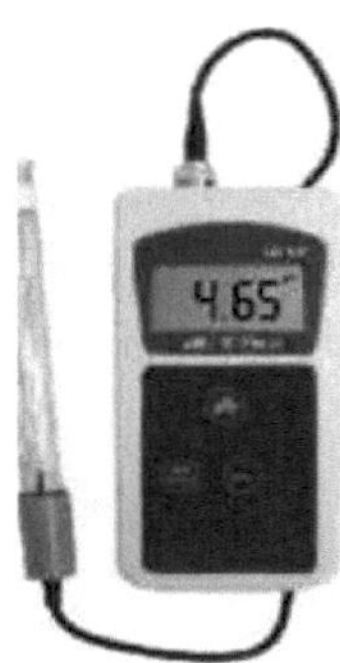

Figura 3.19. Medidor de pH Adwa AD111

3.6 Preparação do SBF

Uma vez que a concentração de iões SBF é semelhante à do corpo humano, como indicado na tabela, é utilizada nesta experiência para o estudo in vitro da bioatividade.

Tabela 3.2. Comparação das concentrações iónicas de diferentes SBFs e do plasma sanguíneo humano (mmol/litro) [13].

	Na^+	Ca^+	K^+	Mg^2	$+Cl^-$	$HCO3$ ^	$--HPO$ U^{2-}	$SO4^{2-}$
SBF	142.0	2.5	5.0	1.5	147.5	4.2	1.0	0.5
HB	142.0	2.5	5.0	1.5	103.8	27.0	1.0	0.5

3.6.1 Método de preparação do SBF

Para estudar a bioatividade in vitro das amostras, preparámos sBF, uma vez que a sua concentração de iões é semelhante à do corpo humano. Preparámos a sBF pelo método kokubo. Utilizámos os produtos químicos conforme descrito na tabela 3.3. Também são especificadas as quantidades que utilizámos para a preparação da sBF. Estes produtos químicos foram adicionados um após o outro à água destilada presente no copo. O copo foi mantido num agitador magnético a 37° C. Como há a possibilidade de o pH da solução aumentar, adicionámos TRIS (agente tampão) gradualmente para anular essa possibilidade. Mantivemos os eléctrodos do medidor de pH na solução e o pH foi ajustado para 7,4 com HCl 1,0M.

Colocámos as amostras de diferentes composições durante 1, 3, 7, 15 e 21 dias nos copos e tapámos os copos com folha de alumínio. Retirámos as amostras após 1, 3, 7, 15 e 21 dias e secámos estas amostras na incubadora a 38° C durante três horas.

Tabela 3.3. Reagentes, purezas e respectivas quantidades para a preparação de 1000 ml de SBFs [14].

Reagentes	Pureza (%)	Montante
NaCl	99.5	8.036 g
$NaHCO_3$	99.5	0.352 g
KCl	99.5	0.225 g
$K_2HPO_4 \cdot 3H_2O$	98	0.230 g
$MgCl_2 \cdot 6H_2O$	99	0.311 g
$CaCl_2$	95	0.293 g
Na_2SO_4	99	0.072 g
TRIS	99.5	6.063 g
HCl 1,0M		0,2 ml

3.7 Técnicas de medição

3.7.1 Medição do pH

Também efectuámos medições de pH com o medidor de pH Adwa AD111 antes e depois da imersão das amostras de cerâmica e, em seguida, comparámos as leituras.

3.7.2 Medição do peso

Medimos os pesos da amostra com a balança digital CP324S Sartorius antes e depois da imersão das amostras e, em seguida, efectuámos uma comparação entre eles. A perda de peso das amostras foi calculada pela seguinte equação:

$$\text{Perda de peso} = (w_0 - w_t) / w_0$$

W0 e w_t são o peso original e o peso após o tempo de imersão.

Referências

[1] . Hodgeman, Charles, "Handbook of Chemistry and Physics", 44ª Ed , 1961, p.3480-3485.

[2] . Sir Alec Skempton, "A Biographical Dictionary of Civil Engineers in Great Britain and Ireland" Vol 1, p.1500 a 1830, 2002.

[3] . Robert W. Cahn, Peter Haasen, "Physical Metallurgy", 4th Edition, 1996.

[4] . Patterson AL., "A Diret Method for the Determination of the Components of Interatomic Distances in Crystals",1935,Vol 90.

[5] . Mark R. Sanderson, "Crystallographic Methods and Protocols Methods in Molecular Biology", 1996, Vol 56, p 1-21.

[6] . H Gunther Rudenberg e Paul G Rudenberg, "Origin and Background of the Invention of the Electron Microscope: Commentary",2010. Vol 160.

[7] . Chamberain. J., Gibbs.J.E., Gebbie. H.E., "The determination of refractive index spectra by fourier spectrometry". Física dos Infravermelhos Vol 9.

[8] . Prati.S.,Joseph.E., Sciutto. G., Mazzeo. R., "Novos Avanços na Aplicação da Microscopia e Espectroscopia FTIR para a Caracterização de Materiais Artísticos", Vol 43, 2010.

[9] . Aleksandr A., Ganeev, Aleksandr A., Nemets, Valerii M, "Prospects in analytical atomic spectrometry", Vol 75, 2006,.

[10] . McGuire, Gary E. Characterization of Semiconductor Materials: Principles and Methods. Vol 1, 1989.

[11] . S. Girolami, Gregory. B., Rauchfuss, Thomas. J., Angelici. Robert, "Síntese e Técnica em Química Inorgânica: Um Manual de Laboratório", 3 ed. 2013, p. 87.

[12] . Arnold Orville Beckman, "Development of the Beckman pH Meter", 2013.

[13] . Li.P., Ducheyne. P., "Quasi-biological apatite film induced by titanium in a simulated body fluid". J. Biomedical Materials Research Vol 41, 1998, p. 341-348.

[14] . Kokubo. T., Kushitani. H., Sakka. S., Kitsugi. T., Yamamuro. T., "Solutions able to reproduce in vivo surface-structure changes in bioactive glass-ceramic AW". J.F Biomedical Materials Research, Vol 24. 1990, p. 721-734.

CAPÍTULO N.º 4
RESULTADOS E DISCUSSÕES

4.1 Propriedades estruturais
4.1.1 Análise de difração de raios X (XRD)

Os padrões de XRD de todas as amostras antes e depois da imersão em SBF de 21st dia são mostrados nas figuras 4.1(a) e 4.1(b). Ambos os gráficos XRD mostram a existência de fases cristalinas. As fases de wollastonite ($CaSiO_3$) apareceram como as fases cristalinas mais abundantes e principais em todas as amostras e podem ser observadas de forma notável. As fases de whitlockite ($Ca_3 (PO)_{42}$) e silicato de sódio e cálcio (($Na2Ca2 Si3O9$),($Na_2Ca_3Si_6O_{16}$)) também são observadas no gráfico XRD. Isto resulta numa concordância com o estudo de Pascal Pellen et.al [1]. A intensidade do pico da wollastonita ($CaSiO_3$) diminui com o aumento da concentração de Ta O_{25} . Este resultado deve-se à diminuição do crescimento dos cristais devido à maior concentração de Ta_2O_5. O oxigénio não ligado diminui com o aumento da concentração de Ta2O5 e o processo de cristalização é afetado [2]. Ao contrário disso, a fase whitlockite ($Ca_3 (PO)_{42}$) apareceu como a fase principal na amostra T5 com maior concentração de Ta_2O_5. Isto deve-se à propriedade do Ta2O5 de conferir resistência aos materiais [3]. A fase de ($Ca_3 (PO)_{42}$) apareceu como uma nova fase nesta investigação em comparação com o padrão XDR do artigo de investigação que é seguido. Isto mostra que, com a adição de Ta2O5 na presente investigação, a resistência da amostra aumenta.

Após imersão em SBF, todas as amostras exibem abundância de fases de hidroxiapatite ($Ca_{10}(PO_4)_6(OH)_2$), o que se deve à formação de uma camada cristalina em todas as amostras. A fase de hidroxiapatite ($Ca_{10}(PO_4)_6(OH)_2$) apareceu como a principal fase cristalina com maior intensidade de pico, exceto na amostra T5, como se mostra na figura 4.1(b). Nas amostras com menor concentração de Ta2O5, o excesso de oxigénio não ligado aumenta a formação de apatite.

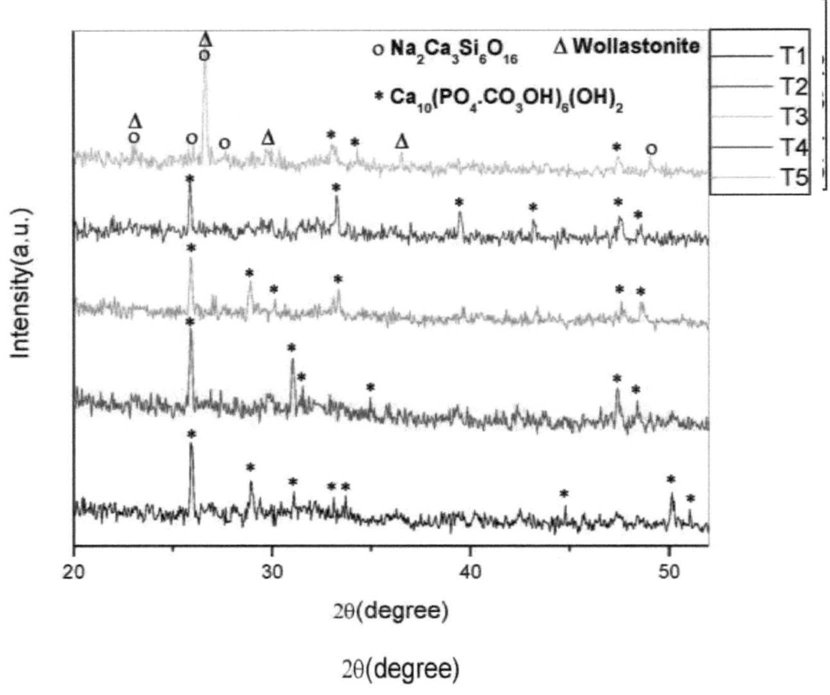

2θ(degree)

Figura 4.1.Análise XRD antes da imersão em SBF.

As fases de wollastonite (CaSiO₃), whitlockite (Ca₃ (PO)₄₂) e silicato de sódio e cálcio ((Na2Ca2 si3O9), (Na2Ca3Si6O16)) diminuíram em todas as amostras, exceto na amostra T5. Na amostra T5, a fase de hidroxiapatite é observada como uma fase menor devido à maior quantidade de Ta2O5, que diminui a capacidade de formação de cristais de apatite. As fases de wollastonite (CaSiO₃) e silicato de sódio e cálcio (Na2Ca3 si6O16) apareceram como as fases principais na amostra T5. O pico mais intenso e nítido da hidroxiapatite (Ca10(PO4)6(OH)2) apareceu na amostra T1 porque é mais bioativo, como se pode ver no padrão XRD. As fases cristalinas podem ser indexadas com wollastonite (CaSiO₃) (cartão JCPDS n.º 074-0874), whitlockite (Ca₃ (PO)₄₂ (cartão JCPDS n.º 009-0169), silicato de sódio e cálcio (Na2Ca2Si3O9), (cartão JCPDS n.o 022-1455), (Na2Ca3Si6O16) (cartão JCPDS n.o 0230671) e hidroxiapatite (Ca10(PO4)6(OH)2) (cartão JCPDS n.o 022-1455). Este resultado está de acordo com M.H.V.Fernandese et.al [4].

Figura 4.1(a).Análise XRD após imersão em SBF

4.2 Propriedades ópticas
4.2.1 Transmissão por infravermelhos com transformada de Fourier (FTIR)

Os espectros de transmissão no infravermelho com transformada de Fourier (FTIR) da amostra de cerâmica antes e depois da imersão em fluido corporal simulado (SBF) durante 1, 3, 7, 15 e 21 dias são mostrados nas figuras 4.2(a), 4.2(b), 4.2(c), 4.2(d), 4.2(e) e 4.2(f), respetivamente. Os espectros de transmitância (na figura 4.2(a), antes da imersão) de todas as amostras de cerâmica em fluido corporal simulado mostram o pico de estiramento Si-O-Si de átomos de oxigénio sem ponte a cerca de 949,9 cm^{-1} e a 1033 cm^{-1} e o pico de Si-O-Si tetraédrico a cerca de 784,3 cm^{-1}. O pico da banda de fosfato ocorreu a 563,1 cm^{-1} e as bandas de hidroxilo apareceram a cerca de 1635 cm^{-1} e 3419,4 cm^{-1}. O pico da banda de carbonato apareceu a 1406,8 cm^{-1}. Este resultado deve-se à presença de uma grande quantidade de sílica e de uma pequena quantidade de fósforo na nossa composição cerâmica. O resultado acima está de acordo com A. Kumar Srivastava et.al e Hugo R. Fernandes [5,6].

Após imersão em SBF

Após 1 dia, os picos das bandas de silicato de todas as amostras foram deslocados de 949,9 cm^{-1} para 951,5 cm^{-1} e o pico a 1033 cm^{-1} foi deslocado para 1036,4 cm^{-1}, respetivamente. O pico a 784,3 cm^{-1} desapareceu. O novo pico amorfo da banda de fósforo ocorreu a 564,5 cm^{-1} e o pico da banda de carbonato a 1406,8 cm^{-1} desapareceu em todas as amostras após 1 dia.

Após 3 dias, o pico da banda de silicato a 1036,4 cm^{-1} deslocou-se para 1044,3 cm^{-1} e este pico tornou-se intenso, mostrando claramente a formação de uma camada rica em sílica, o pico da banda de fosfato deslocou-se para cerca de 562,4 cm^{-1} respetivamente e o novo pico da banda de fosfato apareceu a 1074,5 cm^{-1} em todas as amostras, mostrando o crescimento da camada de hidroxiapatite (HAP). Como já foi referido, a série de reacções na SBF é tal que o óxido de silício é libertado para a solução e é formada uma camada de sílica na superfície do material. A camada rica em sílica actua como local de nucleação para a camada rica em fosfato de cálcio.

Após 7 dias, o novo pico de carbonato apareceu a 787 cm^{-1}, o pico da banda de fosfato deslocou-se para 1089,9 cm^{-1} e não ocorreram outras alterações significativas.

Após 15 dias, a banda P-O deslocou-se para 1099,8 cm^{-1}, a banda de silicato deslocou-se para cerca de 1043,1 cm^{-1}, a nova banda de carbonato apareceu a 1419,2 cm^{-1} e a banda de fosfato cristalino apareceu a 550 cm^{-1} em todas as amostras.

Após 21 dias, a banda de carbonato a 1419,2 cm^{-1} deslocou-se para 1400,2 cm^{-1}, a banda de fosfato a 1049,8 cm^{-1} deslocou-se para 1053,6 cm^{-1}, a banda de silicato desapareceu, as bandas de hidroxilo deslocaram-se para 1621,4 cm^{-1} e 3433.8 cm^{-1} e a banda do fosfato cristalino deslocou-se para 548 cm^{-1} em todas as amostras e todos estes picos se tornaram intensos, o que mostra claramente a formação da camada de hidroxiapatite (HAP) em todas as amostras. O resultado acima mencionado está de acordo com os resultados de Anita Lucas.Girot et.al e Pascal Pellen et.al [7,1].

O resultado do FTIR mostra que todas as amostras são bioactivas e, à medida que adicionamos Ta2O5 à composição, a bioatividade permanece a mesma quando é adicionada em pequena quantidade, mas à medida que a quantidade de Ta2O5 aumenta, a bioatividade diminui. Estes resultados estão de acordo com os padrões de XRD descritos acima.

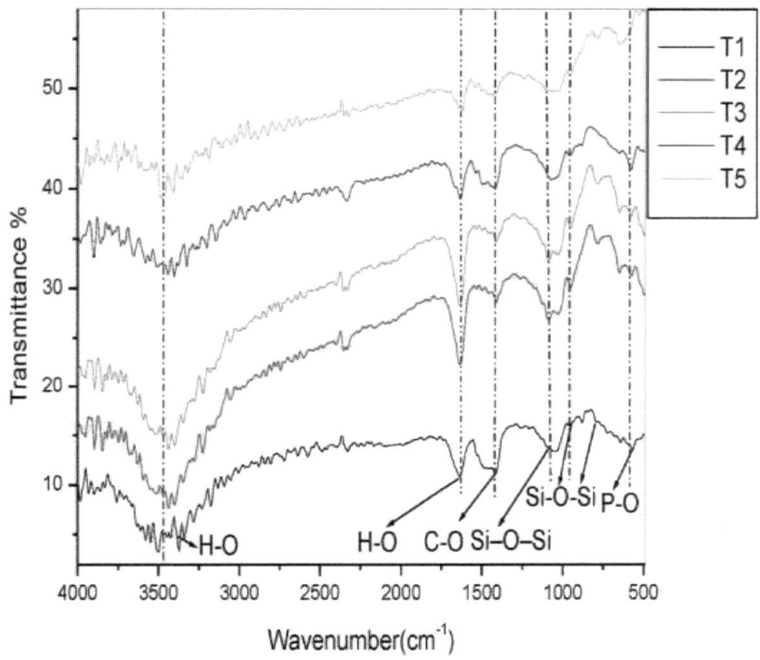

Figura 4.2 (a). Espectros de transmitância FTIR de todas as amostras antes da imersão em SBF.

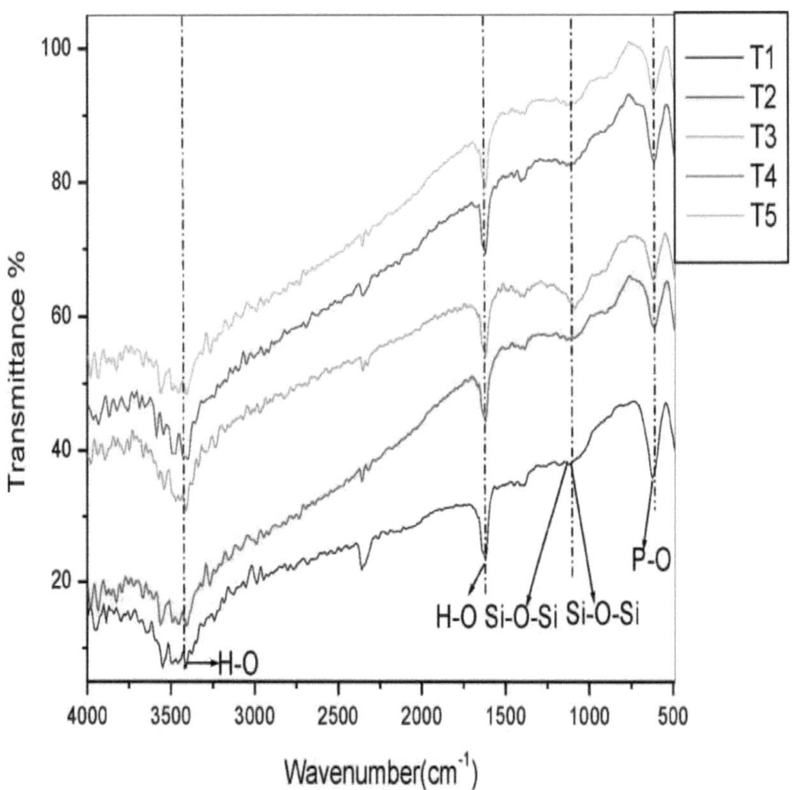

Figura 4.2 (b). Espectros de transmitância FTIR de todas as amostras após 1 dia de imersão em SBF.

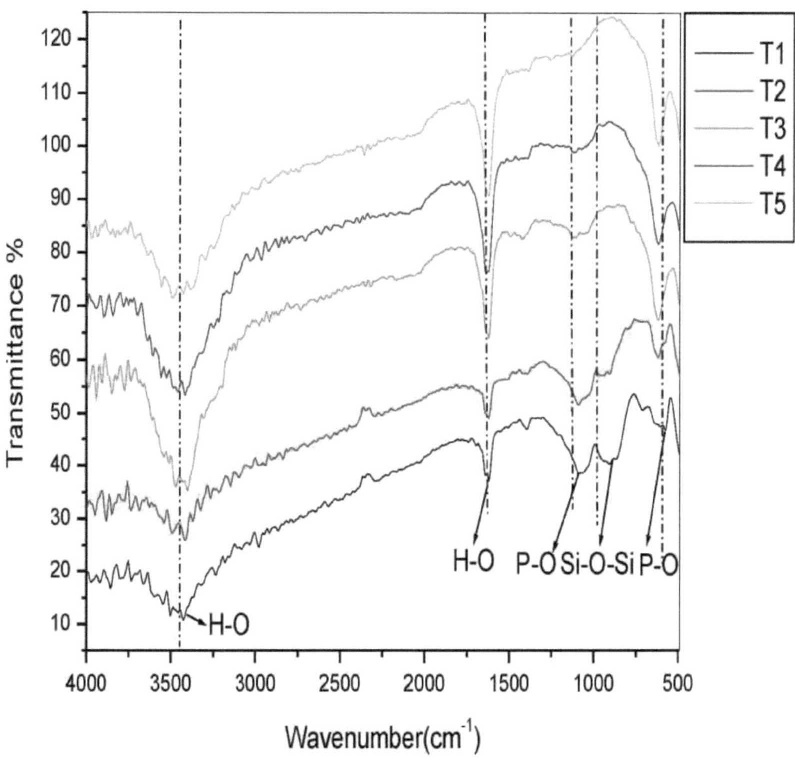

Figura 4.2 (c). Espectros de transmitância FTIR de todas as amostras após o 3º dia de imersão em SBF.

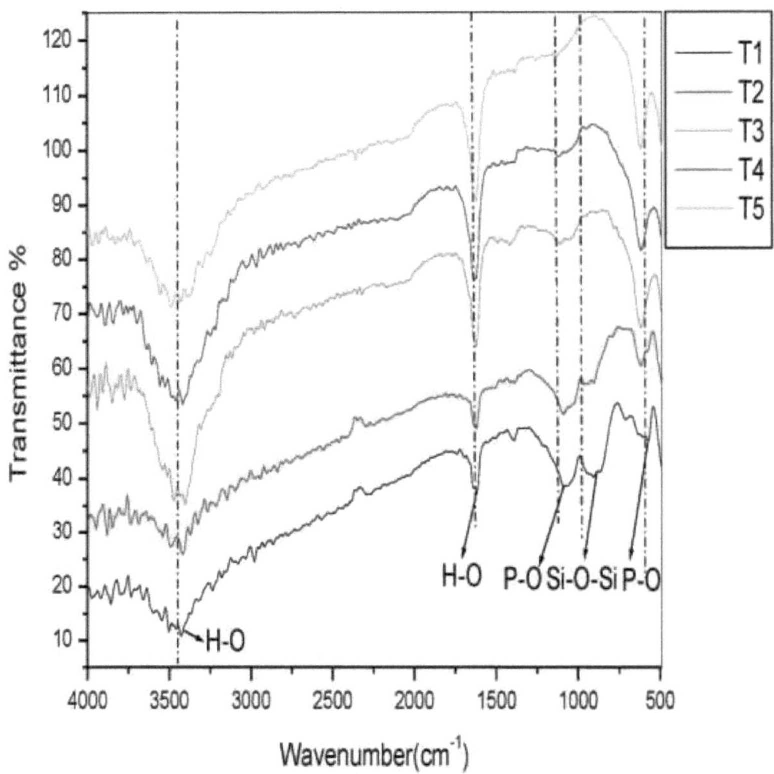

Figura 4.2 (d). Espectros de transmitância FTIR de todas as amostras após o 7º dia de imersão em SBF.

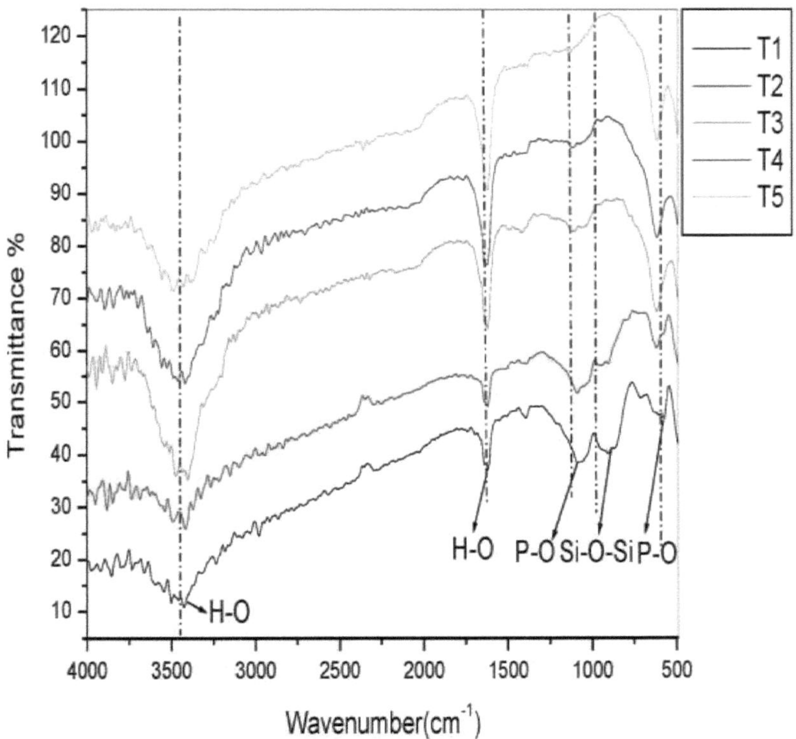

Figura 4.2 (e). Espectros de transmitância FTIR de todas as amostras após o 15º dia de imersão em SBF.

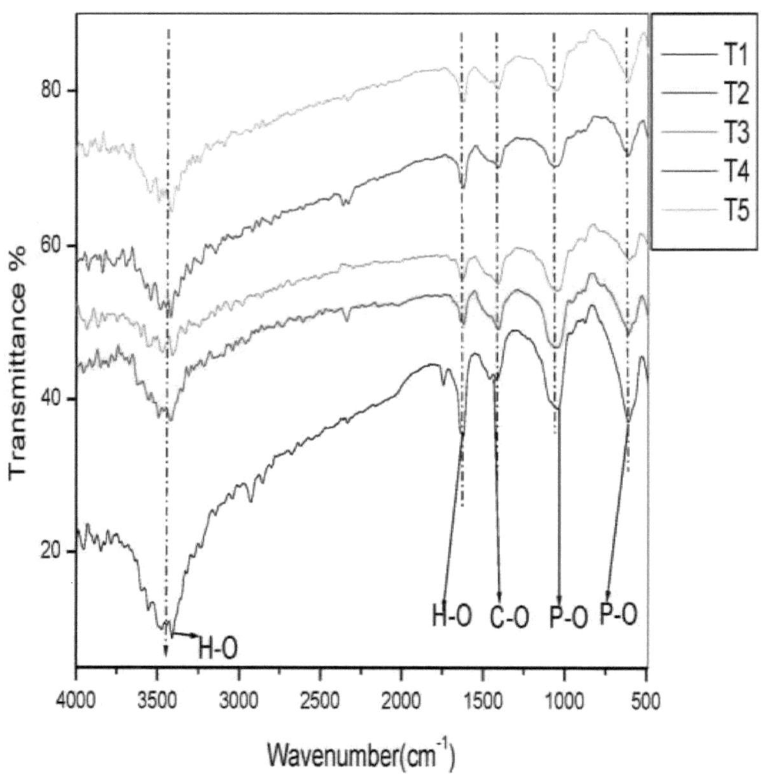

Figura 4.2 (f). Espectros de transmitância FTIR de todas as amostras após 21st dias de imersão em SBF.

Tabela 4.1.Atribuição de bandas FTIR [5,6,7,1].

Trabalho atual Número de onda (cm-1)	Dados publicados Número de onda (cm-1)	Modo de vibração
1621.4,3433.8	3400-3500,1600-1700	Estiramento H-O
1400.2	1450-1410	estiramento C-O
1053.6	1250-1025	Estiramento P-O
949.9, 1033	1085-800	Alongamento Si-O-Si de átomos de oxigénio não ligados
784.3	1100-700	Estiramento simétrico Si-O-Si dos átomos de oxigénio de ligação entre os átomos tetraédricos
564.5	650-560	Flexão P-O (amorfa)
548	560-500	Flexão P-O (cristal)

4.3 Propriedades da superfície

4.3.1 Análise de Microscopia Eletrónica de Varrimento (SEM)

As imagens SEM das amostras T1, T2, T3, T4 e T5 antes e depois da imersão em SBF de 21st dia são mostradas nas figuras 4.3 e 4.4. A partir destas imagens, observa-se claramente a formação da camada de hidroxiapatite (HAP) após a imersão no fluido corporal simulado. As imagens de SEM antes da imersão não mostram cristais de apatite e, após a imersão em fluido corporal simulado (SBF), a superfície da cerâmica está totalmente coberta por cristais de apatite com apenas alguns poros.

Existem vários grãos de formas e tamanhos desiguais na superfície das amostras de cerâmica. De acordo com os outros resultados, a amostra T1 é a mais bioactiva e apresenta mais cristais de apatite do que as outras amostras. Em seguida, os grãos das amostras diminuem à medida que a concentração de Ta2O5 aumenta e aparecem muito poucos grãos na amostra T5, como ilustrado na figura 4.4 (e), com muitos poros. O Ta2O5 actua como um modificador de rede, mas quando a sua concentração é mais elevada comporta-se como um formador de rede. O formador de rede diminui o oxigénio não ligado e, consequentemente, diminui a capacidade de formar os cristais de apatite. As consequências da formação de apatite a partir de imagens SEM são semelhantes aos resultados anteriores de FTIR e XRD. Estes resultados das imagens SEM estão de acordo com os de Valeria Cannillo et.al , M.A. Casa-Lillo et.al e Essien et.al [8,9,10,11].

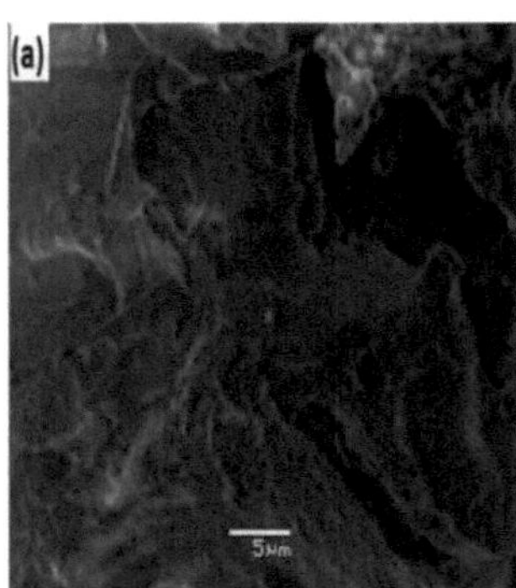

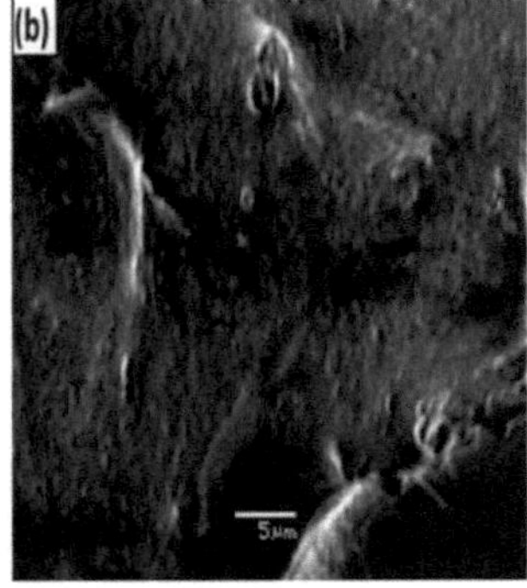

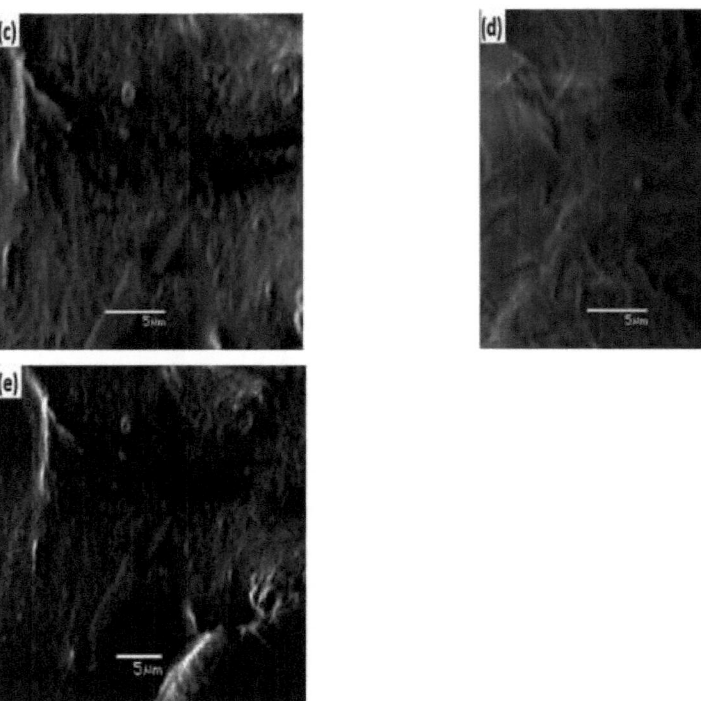

Figura.4.3. Imagens SEM antes da imersão em SBF (a),(b),(c),(d) e (e).

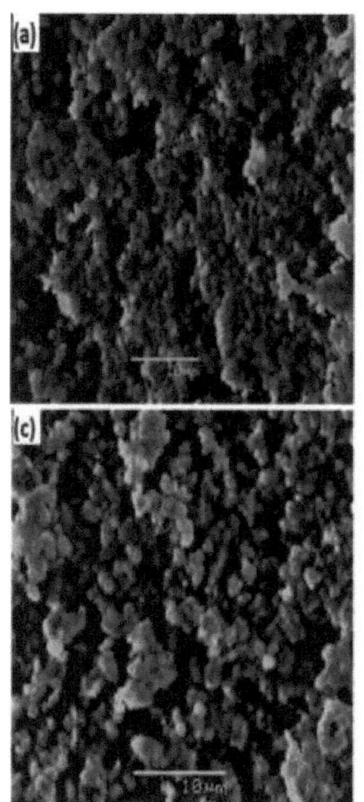
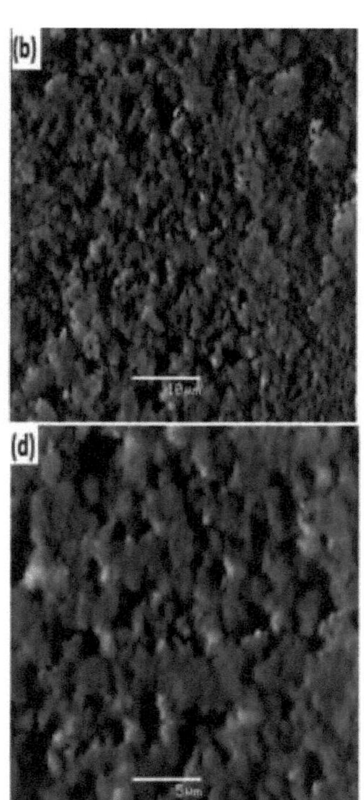

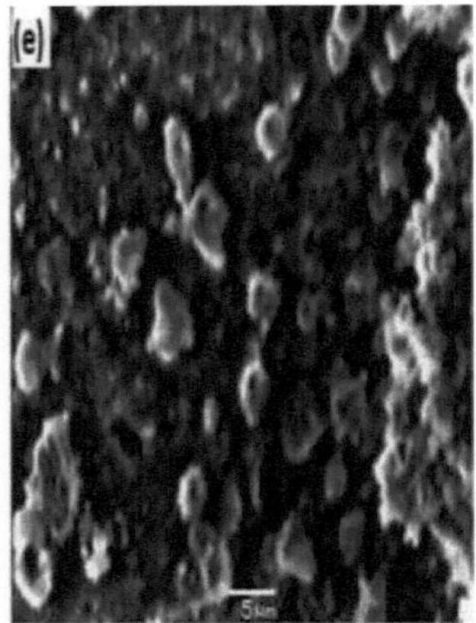

Figura.4.4. Imagens SEM após imersão em SBF (a),(b),(c),(d) e (e).

4.4 Propriedades químicas
4.4.1 Análise por Espectroscopia de Absorção Atómica (AAS)

As figuras 4.4(a), 4.4(b), 4.4(c), 4.4(d) e 4.4(e) mostram a determinação dos iões Si, Ca, P, Na e Ta no fluido corporal simulado (SBF) para diferentes intervalos de tempo. A **concentração de silício** na SBF aumenta rapidamente devido à rápida libertação de iões de silício na SBF. Os iões de silício na SBF formam silanóis (Si-OH) na superfície da cerâmica, contribuindo assim para a formação de uma camada rica em sílica na superfície. Esta actua como um agente nucleante para a formação de uma camada de fosfato de cálcio na amostra cerâmica.

O gráfico **da concentração de cálcio** indica três fases. Na primeira fase, a concentração de iões de cálcio aumenta, na segunda fase torna-se estável durante um intervalo muito curto e, depois, de 15 a 21 dias, ocorre uma diminuição significativa. ᵗʰIsto significa que a reação de dissolução do ião cálcio é concluída na fase inicial e que o processo de formação da camada de HAP começa a partir do 15º dia, pelo que se observa uma diminuição na última fase, o que demonstra a necessidade de iões de cálcio para a deposição da camada de fosfato rico em cálcio. A concentração de cálcio no fluido corporal simulado também mostra a presença de uma grande quantidade de iões de cálcio no SBF.

A **concentração de fósforo** diminui com o aumento da concentração de silício, mostrando a formação de uma camada de hidroxiapatite na superfície das amostras de cerâmica. Isto mostra a incorporação com os iões de cálcio para formar uma camada de fosfato de cálcio na superfície do material.

A **concentração de sódio** aumenta no SBF, como se pode ver na figura 4.4 (d). Os iões de sódio dissolvem-se rapidamente no fluido corporal simulado, o que aumenta a supersaturação da solução e, consequentemente, é muito significativo na formação da camada de apatite. Estes resultados estão de acordo com os de Frank A. Muller et.al e Pascal Pellen et.al [12,1].

A **concentração de tântalo** aumenta no início e diminui ligeiramente, como mostra a figura 4.4 (e). Esta diminuição deve-se ao facto de o óxido de tântalo também atuar como agente nucleante da camada de fosfato rico em cálcio [13]. Depois disso, esta concentração volta a aumentar e depois diminui, como ilustrado na figura 4.4(e). Este comportamento deve-se ao facto de o óxido de tântalo apoiar a formação da camada de hidroxiapatite nas amostras. A linha reta no gráfico mostra a ausência de concentração de tântalo na amostra T1. Este resultado está de acordo com R.pyare et.al [5].

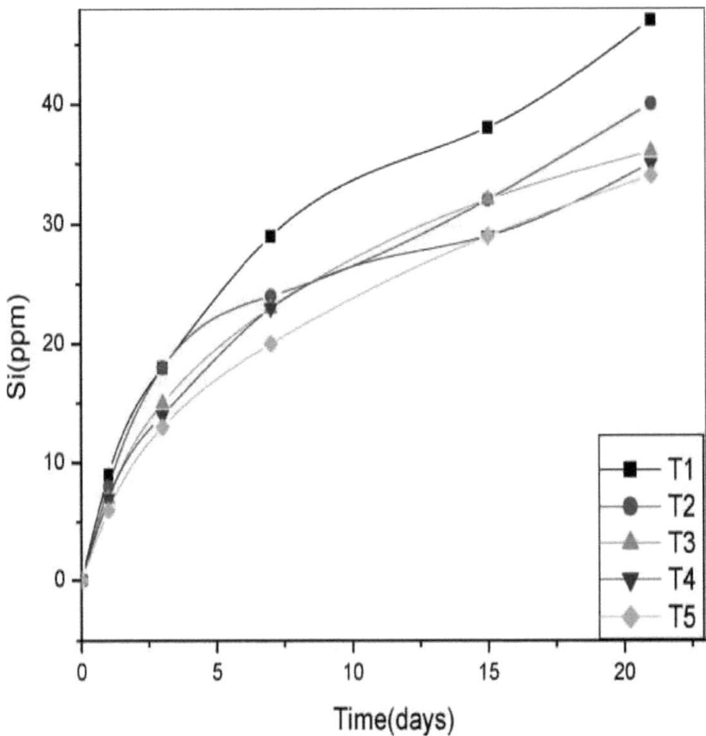

Figura 4.4 (a). Concentração de iões de silício.

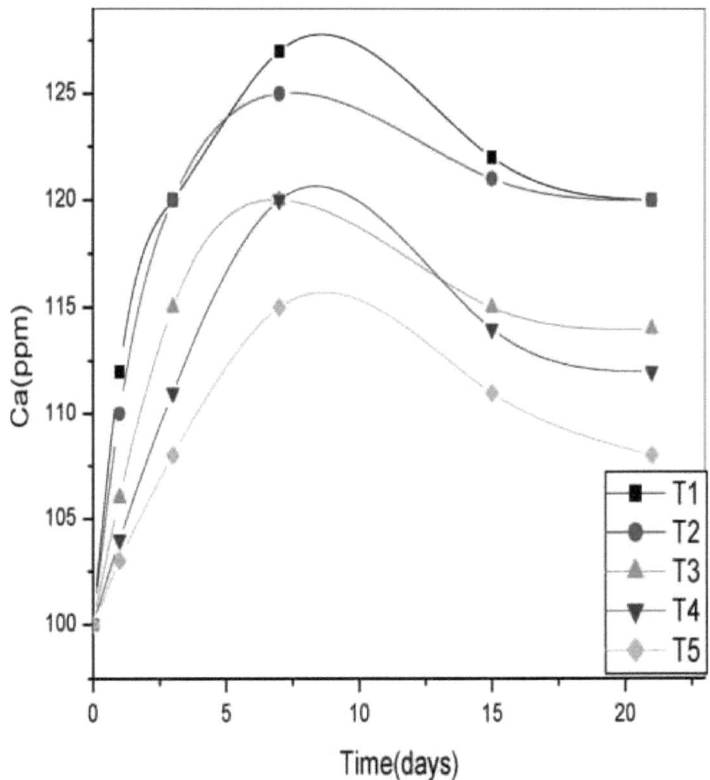

Figura 4.4 (b). Concentração de iões de cálcio.

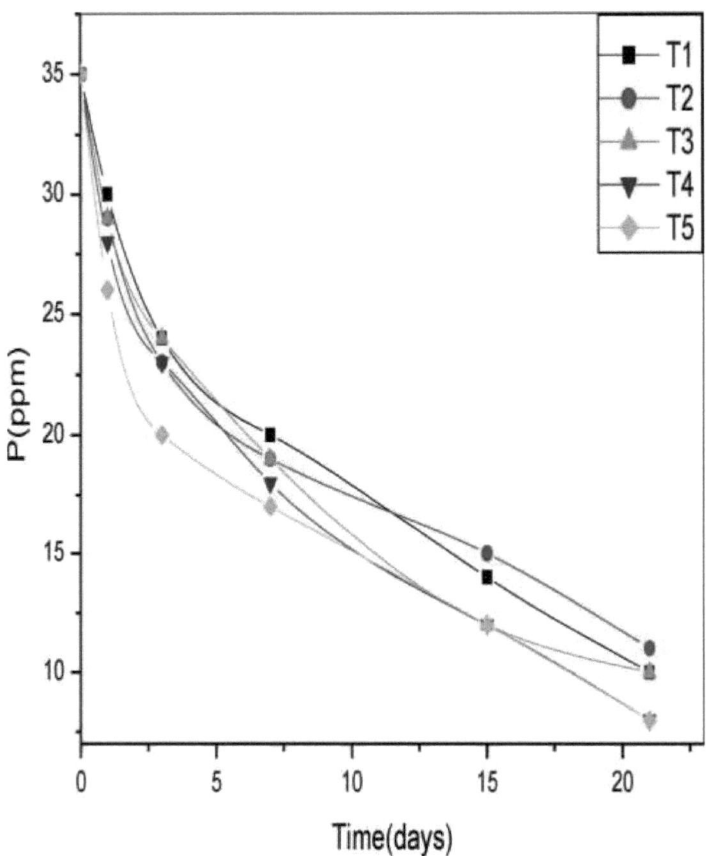

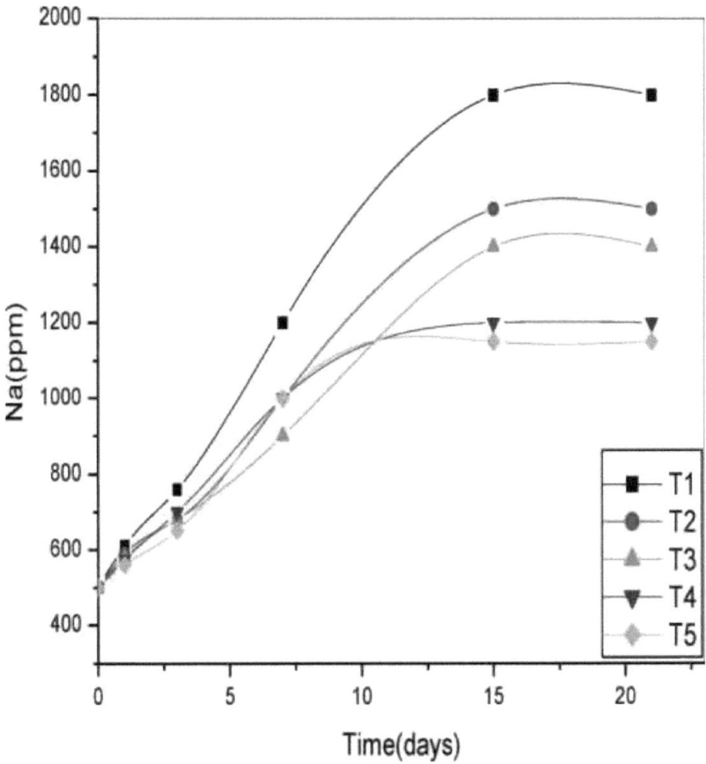

Figura 4.4 (d). Concentração do ião sódio.

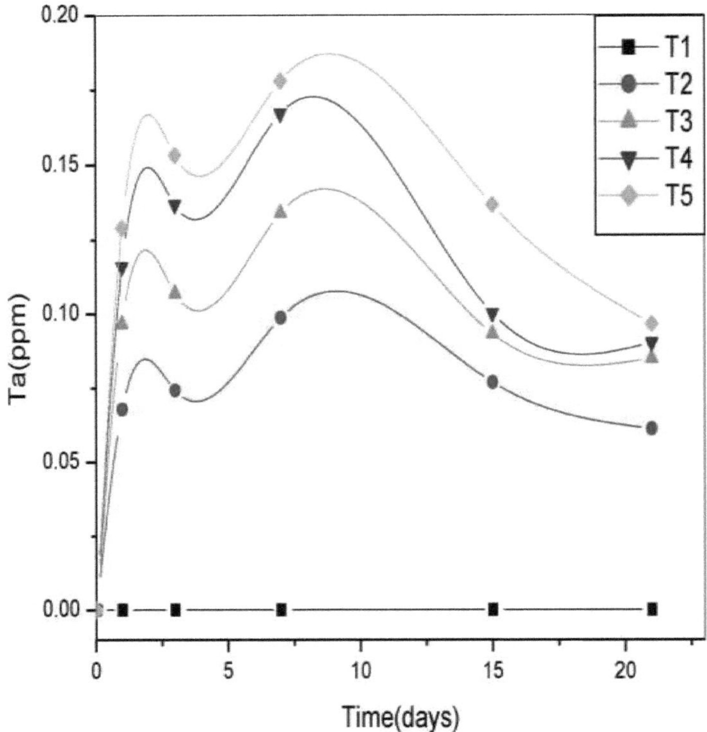

Figura 4.4 (e). Concentração do ião tântalo.

4.5 Medidas de perda de peso

A perda de peso das amostras em função do tempo de reação é apresentada na figura 4.5. Estas medições das amostras indicam o comportamento de dissolução das amostras e dão uma ideia da quantidade de amostra dissolvida na SBF. O gráfico da figura 4.5 ilustra que a perda de peso de todas as amostras aumenta com o aumento do tempo de imersão até 15th dia, mas depois disso não ocorre nenhuma mudança significativa. Isto significa que a reação de permuta iónica está concluída até 15th dias e que, em seguida, se inicia o processo de deposição da camada de hidroxiapatite (HAP), reduzindo assim a necessidade de iões, o que, por sua vez, não provoca alterações significativas na perda de peso após 15 dias. Este facto indica a formação de uma camada de HAP nas amostras e está de acordo com os outros resultados. Também se pode ver que, à medida que a concentração de óxido de tântalo (Ta_2O_5) aumenta, a durabilidade química das amostras aumenta e apresenta uma perda de peso menor. A amostra T1 é menos durável do que todas as amostras e apresenta uma maior perda de peso. Este resultado está de acordo com Qianbin.W et.al [14].

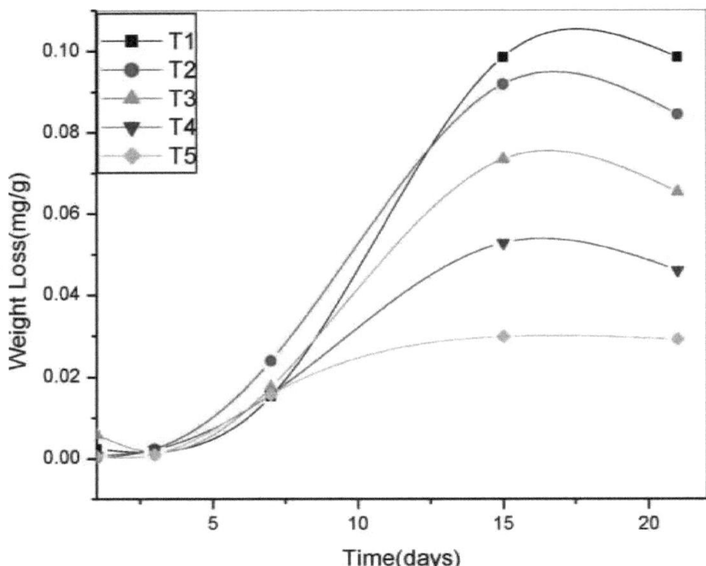

Figura 4.5. Perda de peso após imersão em SBF

4.6 Medições de pH

O pH das amostras após imersão em fluido corporal simulado (SBF) em função do tempo de imersão é apresentado na figura 4.6. As **medições** de pH são efectuadas para conhecer o comportamento de dissolução das amostras no SBF. O pH das amostras aumenta no início. Depois, a deposição da camada de fosfato de cálcio não provoca alterações significativas no valor do pH no período de tempo posterior. O Ta2O5 aumenta a estabilidade e a resistência das amostras, reduzindo assim a taxa de dissolução das amostras [3]. A amostra menos durável dissolve-se mais, como ilustrado na medição da perda de peso, a partir da qual o pH da solução aumenta. A figura 4.6 ilustra que a amostra T1 tem um valor de pH superior ao das outras amostras, em consequência da ausência de concentração de óxido de tântalo. Contrariamente à amostra T1, a amostra T5 apresenta um valor de pH mais baixo. Os resultados de pH estão de acordo com os resultados de perda de peso descritos. A variação do pH mostra a formação da camada de apatite, o que está de acordo com Essien et.al [10].

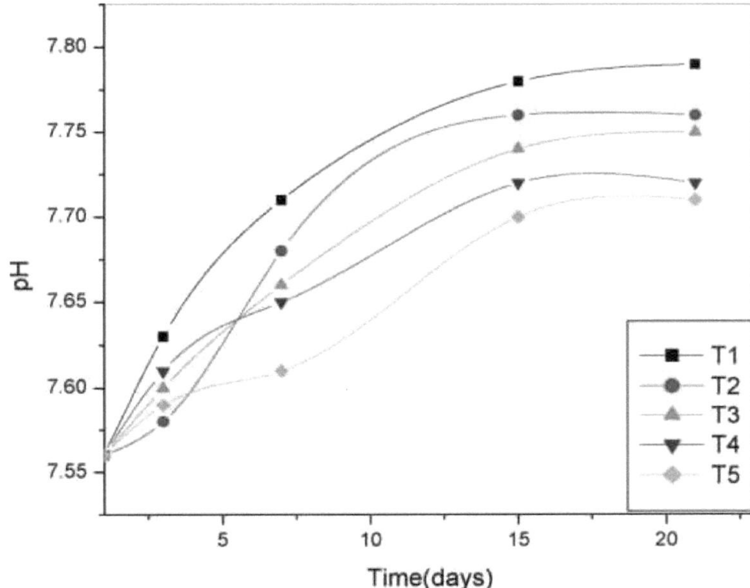

Figura 4.6. Análise do pH após imersão em SBF

4.7 Medições de densidade

O gráfico da densidade em função do teor de Ta2O5 nas amostras após sinterização é apresentado na figura 4.7. Este gráfico mostra um aumento da densidade com o aumento da concentração de Ta2O5. Como estamos a diminuir a concentração de SiO2 e a aumentar o teor de Ta2O5 na composição da amostra, a densidade do SiO2 é inferior à densidade do Ta2O5, o que resulta num aumento da densidade. Este resultado está de acordo com Qianbin.W et.al [14].

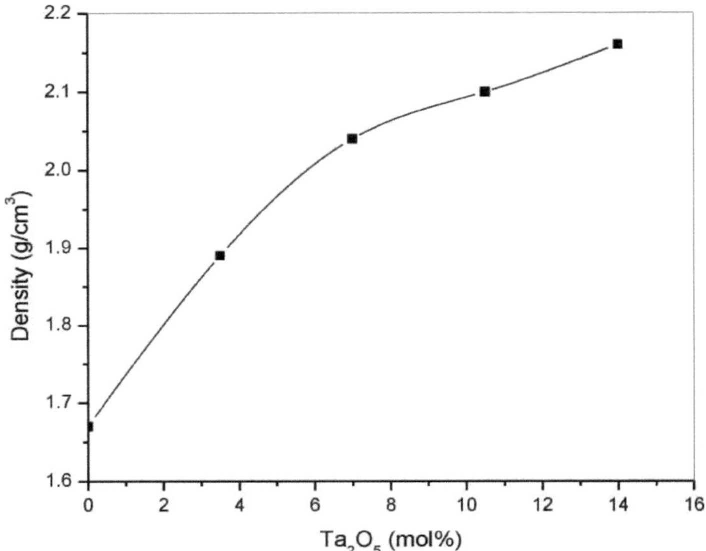

Figura 4.7. Análise da densidade após sinterização

CONCLUSÕES E ÂMBITO FUTURO

Uma camada de hidroxiapatite (HAP) é formada após imersão em fluido corporal simulado (SBF) em todas as amostras de cerâmica, o que é confirmado por XDR, FTIR, SEM e AAS. Embora a formação da camada de hidroxiapatite seja um processo muito difícil e exigente, depende de numerosos factores, por exemplo, componentes cerâmicos preliminares, condições de processamento e intervalos de tempo de imersão. Na presente investigação, o Ta2O5 é adicionado como um componente inovador e diferente na composição do biovidro e os efeitos são examinados na composição do biovidro. As amostras à base de Ta2O5 são mais duráveis do que as outras amostras. A amostra menos durável é a T1, na qual não está presente qualquer concentração de Ta2O5. Com base na nossa investigação e conclusões, a composição do biovidro à base de Ta2O5 é mais promissora e favorável à formação de uma camada de hidroxiapatite se o Ta2O5 estiver presente em pequena quantidade. As medições da perda de peso e do pH no presente estudo revelam visivelmente que ocorreram várias reacções entre o fluido corporal simulado e as amostras de cerâmica. As medições de densidade mostram que a amostra à base de Ta2O5 revela maior densidade em comparação com outras amostras.

O aspeto mais importante da presente investigação é a substituição das amostras de cerâmica por amostras de vidro. O presente estudo indicou que as amostras de cerâmica são mais bioactivas do que as amostras de vidro. No entanto, as amostras de cerâmica têm uma resistência inferior à das amostras de vidro.

Para se perceber a importância das amostras de cerâmica e melhorar a sua resistência, é necessária mais investigação no futuro sobre as amostras de cerâmica com a composição inovadora.

Referências

[1] . Mohamed Mami, Hassane Oudadesse, Rachida Dorbez Sridi, Hervi Capiaux, "Synthesis and in vitro Characterization of melt derived 47S CaO-P O_{25} - SiO -Na_{22} O bioactive glass", ceramics-silikaty Vol.20, 2008.

[2] . Yann C. ,Fredholm a., Natalia Karpukhina b., Robert V., Law b., Robert G., Hill.C., "Strontium containing bioactive glasses: Glass structure and physical properties", J.F Non-Crystalline Solids Vol.35, 2010, p.2546-2551.

[3] Mitsuo Niinomi, Toshikazu Akahori, Masaaki Nakai, Hisao Fukui, "Comparison of Various Properties between Titanium-Tantalum Alloy and Pure Titanium for Biomedical Applications, Materials Transactions", Vol 48, 2007, p. 380-384.

[4] . J.K.M.F.Daguanoa., K.Streckerb., E.C.Ziemathc., S.O.Rogerod., M.H.V.Fernandese., C. Santosf., "Effect of partial crystallization on the mechanical properties and cytotoxicity of bioactive glass from the $3CaO._{P2O5-SiO2-MgO}$ system" J.F the mechanical behavior of biomedical materials ,Vol 1 4 , 2 0 1 2 , p. 78-88.

[5] Ankesh Kumar Srivastava, Ram Pyare, "Characterization of ZnO substituted 45S5 bioactive glasses and glass ceramics", J.F Materials Science Research, Vol 1, 2012.

[6] Hugo R. Fernandes, Dilshat U. Tulyaganov, Manuel J. Ribeiro, José M.F. Ferreira, "Cristalização de apatite a partir de vidros do sistema $Ca5(PO4)3F-CaAl2Si2O8-$ CaMgSi2O6-NaAlSi3O8", J.F Non-Crystalline Solids ,Vol 363, 2013, p.3238.

[7], Fatima.Zohra Mezahi, Anita Lucas.Girot, Hassane Oudadesse, Abdelhamid Harabi, "Cinética de reatividade do vidro 52S4 no sistema quaternário SiO2-CaO- $Na2O-P2O5$", J.F Non-Crystalline Solids, Vol 361,2013, p.111-118.

[8] Valeria Cannillo, Fiorenza Pierli, Sanjay Sampath, Cristina Siligardi, "Caracterização térmica e física da apatite/wollastonite
bioactive glass-ceramics", J.F. the European Ceramic Society Vol 29, 2009, p. 611-619.

[9] M.I. Alemany, P. Velasquez, M.A. Casa-Lillo, P.N. De Aza, "Effect of materials processing methods on the in vitro bioactivity of wollastonite glass ceramic materials", J.F Non-Crystalline Solids, Vol 35, 2005, p.1716-1726.

[10] Enobong R., Essien, Luqman A., Adams, Rafiu O., Shaibu2, Idris.A., Olasupo, Aderemi Oki, "Economic route to sodium-containing silicate bioactive glass scaffold", J.F Regenerative Medicine, Vol.1,2012,

[12] Ingo Hofmann, Frank A. Muller, "Preparation of bioactive sodium titanate ceramics", J.F. the European Ceramic Society, Vol 27,2007 ,p.4547-4553.

[13] . M. Rezvani, "O efeito do agente nucleante complexo nas propriedades físicas e químicas da vitrocerâmica Li2O-Al2O3-SiO2", J.F Materials Science and Engineering Vol 7, 2010.

[14]   Qianbin Wang, Qiguang Wang, Xiaohua Zhang, Xixun Xi, Changxiu Wan, "The effect of sintering temperayure on the structure and degradability of strontium doped calcium polyphosphate bioceramics" ceramics-silikaty, Vol ,2010.

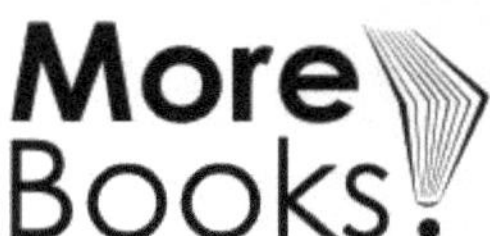

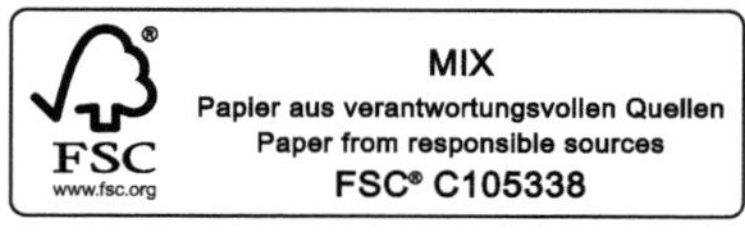

Printed by Books on Demand GmbH, Norderstedt / Germany